自分を操り、不安をなくす

究極のマインドフルネス

MINDFULNESS

メンタリスト
DaiGo

PHP

はじめに

私たちは、何のために生きているのでしょうか。

私は、「幸せになるため」だと思っています。誰もが幸せになるために、日々、学び、仕事をし、さまざまな努力をしているはずです。

それなのに、仕事などで必要以上に自信を失い、悩んでも仕方のないことをクヨクヨと悩みつづけたり、相手が自分のことを嫌っているのではないかと、人間関係での不安にさいなまれたりして、ちっとも幸せだと思えないという人が多いのです。

ほんとうにもったいない、と思います。

じつは、こうした問題は、自分のことをきちんと見られていないために起こるのです。

ちょっと乱暴な言い方をすれば、**ほとんどの悩みは、みなさんが勝手に抱いているものに**

すぎません。客観的に見て世の中で起こっていることと、それを自分がどう感じるかは別なのです。

たとえば、子供が走りまわっているのを見て、「かわいいな」と思う人もいれば、「うるさいな」とイラッとする人もいます。客観的には「子供が走りまわっている」という同じ現象なのに、とらえ方によってどのようにも変わってしまうわけです。

自分のとらえ方や心の動きがきちんとわかっていない人は、何かうまくいかないことがあると、自分に問題があるとは考えず、まわりの人や環境を変えようとします。でも、実際は、自分の心がそうとらえているのですから、まわりが変わったところでうまくいくわけがありません。

まわりを変えるのではなく、**自分のことを客観的に見て、自分を変えていくほうが、ずっと生きやすくなります。**

私は、かつてしばらくテレビに出演していました。それによって世の中での認知度が上がり、人生が大きく変わったのですが、一方で、やはり嫌な経験もたくさんして気が滅入り、自宅にこもったことがあります。

そのときに取り組んださまざまなことのなかで、とくに自分の心をラクにしてくれたというか、人生を見つめ直すのに役立った考え方やテクニックを、本書で紹介したいと思います。

自分を変える一歩を踏み出すカギとなるのが、「マインドフルネス」と「瞑想《めいそう》」です。マインドフルネスというのは、ひと言でいうと「気づき」であり、それを強化してくれるのが瞑想なのです。

本書では、私自身の経験もふくめて、科学的な根拠を示しながら、マインドフルネスな生き方と簡単な瞑想のやり方を説明していますので、日々の幸せを実感するために、ぜひ参考にしてください。

さて、本書を読み進める前に、一つ、みなさんに実行していただきたいことがあります。

それは、呼吸を変えるということです。

じつは、**呼吸をある一定のペースにすると、集中力が高まったり、自分をコントロールする力がついたり、ネガティブになりがちな人がポジティブになれたりする**ことがわかっています。瞑想においても、呼吸は非常に大事な要素の一つです。

ここでは、ゆっくり息を吸って、ゆっくり吐くことを意識してください。1分間にだいたい4〜6回くらいの、深呼吸に近い呼吸が理想的です。

ゆっくりした呼吸で心を落ち着け、ちょっとメンタルを上げてから読むことで、本書の内容がより理解しやすくなると思います。

なお、マインドフルネスや瞑想については、これからもYouTubeの「メンタリストDaiGoの心理分析してきた」で最新の情報などを紹介していきますので、本書を読んで興味をもたれた方は、チャンネルを訪れていただければ幸いです。

2020年8月

メンタリストDaiGo

もくじ

自分を操り、不安をなくす 究極のマインドフルネス

第2章 根拠なき自信をもって前を向く

第3章 思い込みをやめて、心をリセット

第4章 自分の弱みを生きる力に変えよう

第5章 人生を変えるマインドフルネス瞑想

マインドフルネス 基本のABC

マインドフルネスというのは、直訳すると「気づき」のことです。

では、気づきとは何でしょうか。

たとえば、私たちの脳はつねに、オートパイロット状態、つまり自動運転状態にあります。次の日に記憶がなくなるほど酔っぱらっても、なんとか家まで帰ってこられるのは、脳が自動運転をしているからです。

現代では、こうした〝自動化〟が私たちのまわりのいたるところで起こっていて、便利でいいこともある反面、自分が何をしているかがわからなくなったり、物事に喜びを感じられなくなったりするという弊害も引き起こしています。

そこで、もっと細かいところや、ふだん見逃しているところを、先入観をもたず、ありのままに見ることによってさまざまな気づきを得ましょう、というのがマインドフルネスです。つまり、大事なこと、本質に気づくことが、心の平穏につながるということです。

マインドフルネスによって**共感能力が自然に高まり、人のために行動できるようになるだけでなく、自分自身も幸せになり、ストレスから解放**されていきます。

でも、何か特別なことをしなければならないというわけではありません。基本的には、マインドフルネスは、人の話を聞くときや物を食べるとき、作業をしているときなど、実際の生活のなかでできるのです。

まず、「マインドフルネスのＡＢＣ」と呼ばれているものを紹介しましょう。

Ⓐ＝アウェアネス（Awareness）

「自分が何をしているのか」に気づくということです。

私たちはふだん、なんとなく行動していることがあります。たとえば、ご飯を食べながらテレビを見たりしている場合、ご飯を食べるということに対して、マインドフルネスとは逆のブラインドネスになっています。

つまり、「食べる」ということに意識を集中していないのです。そのため、食べることに対する喜びも感じられないし、自分がどれくらい食べているかも認識していないので、無駄にたくさん食べるようになったりします。

「自分が、いま、何をしているか」に気づくようになれば、楽しいことは楽しいと思えるようになり、得体の知れない怒りや不安が解消されます。

Ⓑ＝ビーイング（Being）

ご飯を食べている、テレビを見ているなど、自分がしていることに気づきはするけれども、やっていることがいいことなのか悪いことなのかといった価値判断や評価をせず、ただただそういう行為をしている自分がそこに存在している、と客観的にとらえることです。

Ⓒ＝クラリティ（Clarity）

物事をあるがままに、明確にとらえるということです。たとえば、いま自分はなんとなく不安だと考えるのではなく、何が不安なんだろうかと問いかけて、「自分はこうなるのが不安なのだ」と明確にとらえるということです。

つまり、自分がしていることに気づきましょう、そして、**気づいたことに対して判断を下すのではなく、あるがままに、明確に、その物事をとらえましょう、**というのがマインドフルネスなのです。

判断を下さないというのが、とても大事なことです。

たとえば、自分が不安になっているときに、それがいいか悪いかを考えて、悪いと判断したら、自分はすごく悪い状態なんだと、どんどん凹《へこ》んでいってしまいます。

そうではなくて、**あるがままに、「ああ自分は不安な状態にあるな」ととらえ、何に対して不安を感じているかを明確にしていく**ことが、マインドフルネスなのです。

ですから、マインドフルネスの感覚を磨くには、まず、「あるがままにとらえる」ことの大切さを理解することが大切です。

⁂

すぐにトライするのは難しいかもしれませんが、本書では、マインドフルネスに導く心理学も豊富に紹介しています。まずは、「自分のことがわかっていない」ために起こっているトラブルや軋轢《あつれき》を把握《はあく》し、冷静にとらえることの重要性を感じましょう。そのうえで取り組む瞑想が、あなたを後押しし、大きな効果をもたらしてくれるはずです。

装丁／井上新八
撮影／巣山サトル
スタイリング／松野宗和
ヘアメイク／永瀬多壱（Vanités）
イラスト／齋藤稔（ジーラム）
編集協力／月岡廣吉郎

第1章
今日から「無駄に悩まない」人になる

負のスパイラルは脳を低下させる

人間は誰しも、悩んでいることがたくさんあると思います。頭から消えない悩みを消したり、コントロールしたりするには、どうすればいいのでしょうか。

当然ですが、同じことをいつまでもクヨクヨと考え、同じ悩みにとらわれている状態は、メンタルによくありません。これは「反芻《はんすう》思考」といって、さまざまな研究により、うつ病の原因となることがわかっています。

うつ病になりやすい人の反芻思考は、自分の欠点や過去の失敗といったどうしようもないことや、**ネガティブなことをずっと考えつづけるだけです。べつに解決策を探そうとするわけでもなく**、ただひたすら、「自分はダメなんだ、こんな失敗がなければ」と考えているのです。

ですから、こうした傾向が強い人ほど、抑うつ状態や不安に陥りやすく、負のスパイラルにはまっていきます。

さらに、ネガティブ思考が強くなると、目の前の問題に対する思考力が下がり、新しい問題を抱えるだけでなく、友達が離れていくこともあります。

うつ病になった人のなかには、

「自分を助けてくれる人なんて誰もいません」

という人がいます。

これは、助けてくれる人がいないからうつ病になったのではなく、反芻思考をしていたために、自分の能力が落ち、その結果、まわりの人たちが離れていったことが原因であるケースが多いといえます。

つまり、「うつ病になる」が先ではなくて、「反芻思考の結果、人が離れて、うつ病になる」という順番です。

もちろん、反芻思考が原因で全員がうつになるわけではありませんが、**同じことをクヨクヨと悩んでいると、集中力の低下を招く**といわれています。

たとえば、彼女との仲が悪くなったとか、彼氏に振られそうなど、恋愛問題で悩んで仕事や勉強に集中できないという経験をしたことは、誰にでもあると思います。

これはなぜかというと、悩みにさいなまれて同じことをずっと考えるため、目の前の仕事や勉強に脳が100パーセント向かっていないからです。脳の一部が「悩む」ことに使われているのです。

このように、同じことをクヨクヨと悩む人は、集中力が足りなくなるだけでなく、脳の問題解決能力が低下してミスが増えるため、また新たな悩みを抱えることになります。たとえるなら、**バックグラウンドで通信しているアプリがあるせいでスマートフォン**（以下、スマホ）**の動作が重くなる**ようなものです。

それと同じことが、人間の脳でも起こります。つまり、悩みがあり、考えても仕方のないことを頭のどこかでずっと考えていると、脳の力が低下するわけです。

緑のなかを歩くと悩まなくなる!?

こうした思考をストップするには、瞑想をするとか、自分の感情を書き出すといったアクティブな方法もいいですが、もっと簡単にできる方法を調べた研究があるので、紹介しましょう。

反芻思考に陥って、「能力ゼロです。頭の力がゼロになっちゃいました。よけいなことは考えられないし、何かをするなんて無理です」という人でも、何も考えなくなるのが、「自然のなかを歩く」という方法です。森や林といった自然の風景が、私たちのメンタルにいい効果をおよぼすのです。

2015年にアメリカのスタンフォード大学が、反芻思考が起こりやすい人たちの脳をスキャンしながらチェックする研究を行ない、「森など木がたくさんあるところを歩くだけでも、反芻思考がとまり、うつ病の改善につながることがわかった」という論文を発表しています。

実験は、アンケートと脳のスキャンによって全員の反芻思考のレベルをチェックしたあと、一時間半くらい森のなかなどを歩くというものです。

すると、おもしろいことに、**歩いたあとは反芻思考の回数が減っただけでなく、悩むときによく使われる前頭前野の活動も低下していた**のです。

要するに、ただ森のなかを歩いているだけなのに、よけいなことで悩んだり、クヨクヨしたりすることが減ったわけです。

では、どんな森だったらいいのか、という疑問が湧きますね。

もちろん、鬱蒼《うっそう》とした森林であれば理想的ですが、人工的な自然でもかまいません。「自然があるな」と認識できれば効果があります。

「自分の家や会社のまわりには、森なんかないよ」という人は、公園の樹木や、街路樹を見ながら歩いてください。自然を見ながら歩くことが、とても重要なのです。ちなみに、海辺でもＯＫです。

こうすることで、反芻思考の回数が減ることが判明しています。

「でも、結局、また悩むんじゃないか」と思う方もいるかもしれませんが、大丈夫です。**一定時間、反芻思考をやめることができると、新しい方向性などを見つけて、クヨクヨ悩みづらくなることがわかっている**のです。

実際、うつ病の治療では、ボルダリングやキックボクシングなどをやって、一定時間、反芻思考をやめるだけでも効果があるという研究があります。

ボルダリングの場合、よけいなことを考えていたら落ちますし、キックボクシングでは、蹴りを繰り出すときによけいなことを考えていたら転びます。体のバランスをとることに集中することによって、反芻思考がストップし、結果的に新しい解決策が見つかり、うつ病が改善すると考えられています。

ですから、ちょっとした時間でいいので、反芻思考をやめることが非常に大事なのです。

では、なぜ、自然がいいのでしょうか。それは、人間が「バイオフィリア」という性質をもっているからです。人間は生まれつき、動植物などに対して愛情のようなものをもっている、つまり自然を愛する性質をもっているという考え方です。1984年にアメリカの昆虫学者エドワード・O・ウィルソンが提唱しました。

実際に、自然を見るだけで、さまざまな病気の回復力が高くなり、肥満やメンタルの落ち込みにも効果があることがわかっています。病院でも、自然が見える窓際のベッドの患者と、自然が見えないベッドにいる患者を比べると、前者のほうが明らかに回復力が高く、メンタルの落ち込みも少ないといわれています。

また、最近は「日焼けはよくない」といわれますが、太陽の存在は非常に大事です。ブルーライトや電子機器などによって体内時計のリズムが狂い、睡眠不足からうつ病になる人がいますが、太陽の光を浴びることで体内時計がリセットされるのです。5000〜1万ルクスの強烈な光を当てて強制的に体内時計を正す、光療法という治療法があるくらいです。

このように、自然にふれるというのは、私たちにとって、とても重要なのです。

仕事が忙しくて、なかなか自然とふれあえないという方も多いと思いますが、身近にある自然を意識することが大事です。デスクの上に切り花や観葉植物を置いたり、ペットを飼ったりするだけでも効果があります。

観葉植物を置くと、疲労や頭痛が軽減されたり、肌の乾燥が改善したりするなど、体質がよくなることもわかっています。デスク上に置くだけで、15パーセントもいいアイデアが浮かびやすくなるという研究もあるほどです。

病気にかかる確率が減ったり、メンタルヘルスが改善したり、空気中の化学物質がクリーンになったりと、「自然がいい」という証拠はたくさんあります。

ですから、観葉植物をそばに置いて世話をしてみるのはどうでしょう。ちなみに、ポトスは育てるのがとても楽なだけでなく、有害物質を

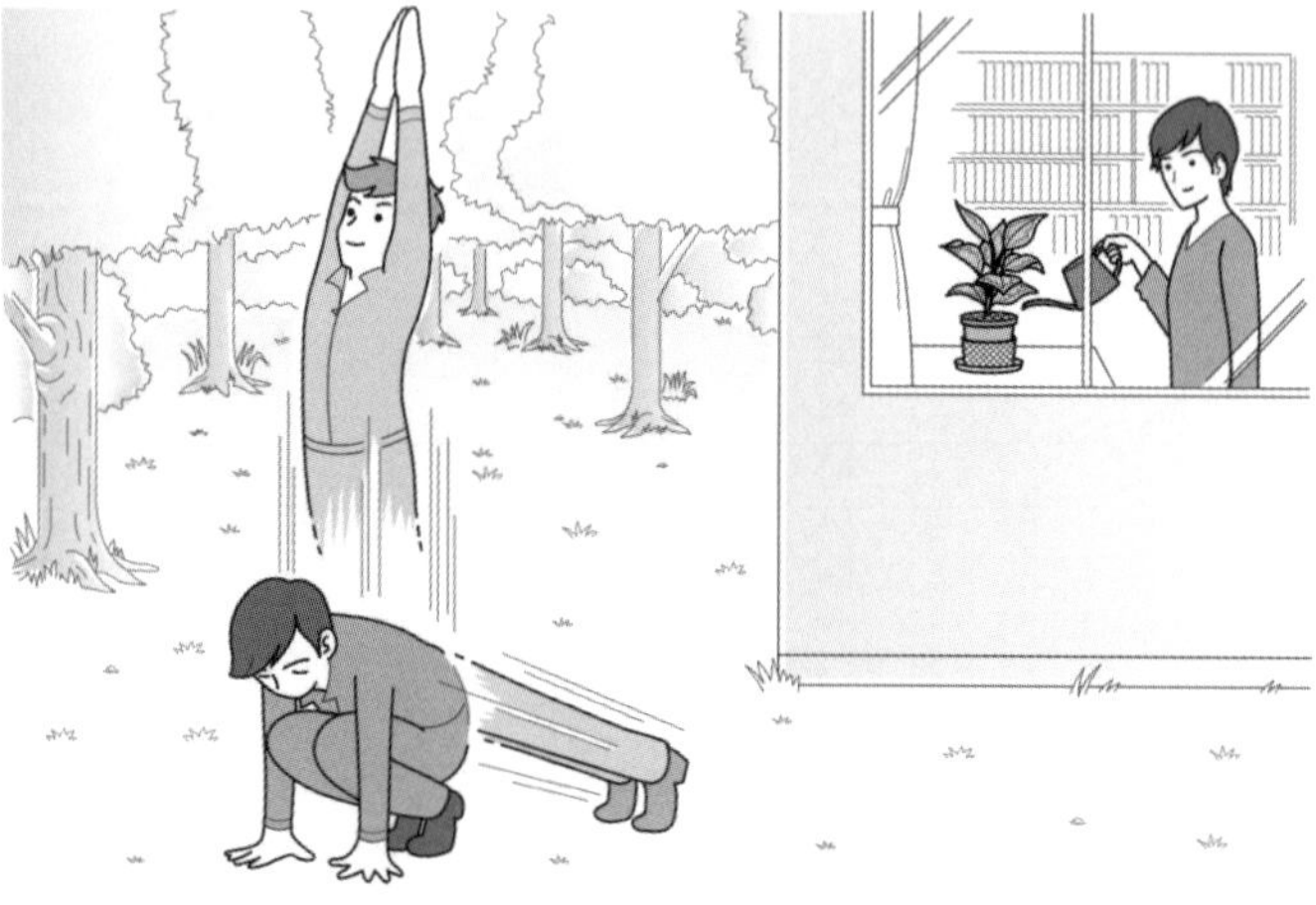

吸収してくれる非常にすぐれた植物であることを、NASA（アメリカ航空宇宙局）も認めています。

また、屋外でエクササイズをするのも効果的です。2011年にアメリカのペンシルバニア大学が行なった大規模な調査によると、室内よりも、自然のなかでエクササイズをするほうがメンタルにいいことがわかっています。私も、森でバーピー運動をしたりしますが、自然のなかでやると頭がスッキリします。

みなさんも、ぜひ自然のなかで運動してみてください。

他人事なら「気にならない」「許せる」のに

クヨクヨと悩まないようにするには、視点をちょっと変えることが大切です。そこで、覚えておいていただきたいのが、「メタ認知」です。

メタ認知とは、「自分を客観的に見る」ということです。一歩引いて自分を客観的に見ると、悩みがわかりやすくなるのです。

では、どうすれば自分を客観的に、他人の視点で見ることができるようになるのでしょうか。

人間は基本的に、第三者の目線で明確なアドバイスをもらうと、心が落ち着き、解決策が見えることが多いものですが、そうしたアドバイスをくれる人がまわりに誰もいないという人も多いと思います。

また、家族や友達はいるけれど、悩みを打ち明けたくない、弱いところを見せたくない、あるいは心配させたくないという人もいるでしょう。悩みを吐き出せれば楽になるとわかっていても、言えないことがあるのが人間なのです。

さらに、自分が何を悩んでいるのか、よくわかっていない人もけっこういます。

こうした人たちはどうすればいいかといえば、自分で自分にアドバイスをあげればいいのです。これは「セルフアドバイス」という考え方で、大事なポイントが三つあります。

❶他人視点であること
❷長期的アドバイスであること
❸最悪の状況を想定していること

この三つのポイントを押さえて自分と会話をするだけで、他人からアドバイスをもらうよりも最適なアドバイスを自分に与えることができるようになります。

では、❶の「他人視点であること」から説明していきましょう。

たとえば、自分が新しいことにチャレンジしようとするときには、まず恥の感情を克服する必要があります。

「こんなことを聞いたら恥ずかしい」

「こんなことをしたら恥ずかしい」

という感情を克服するには、恥ずかしい状況を外から見てみることが大事です。

つまり、**もし、自分ではない他人がこの恥ずかしい状況にいるとしたら、自分はその人のことをどう見るだろうか、と一歩引いて、他人視点で考えてみる**のです。

こうした考え方をすると、恥の感情が一気に激減した、というおもしろい研究が、カナダのウォータールー大学のイゴール・グロスマン教授によって行なわれています。

たとえば、発言中に噛《か》んだりするとすごく恥ずかしくなりますが、他人が噛んだときに、「うわー、アイツ、噛みやがった〜恥ずかしー〜」とは思わないものです。

つまり、私たちは、自分の失敗については、とても大きくとらえます。人間はミスをする生き物であり、それを許容する能力をもっているのに、自分のことになると許せなくなるのです。**他人のことだったら許せるミスが、自分のことになった瞬間、許せなくなる**のが問題なのです。

これを防ぐには、他人視点がとても重要です。

たとえば、あるデータによると、自己申告レベルでも、浮気率や不倫率は女性40パーセント、男性50パーセントだそうです。

そうすると、テレビの情報番組などで、４人のコメンテーターがそろって、「浮気は許せないですね」「ひどいですね」などと言っても、統計上、４人のうち２人は浮気をしたことがあるか、これからする可能性が非常に高いわけですから、批判する権利はないということになります。

つまり、他人のミスを責めることができる人間なんて、ほとんどいないといえます。**人間はみんなミスをするものだということがわかると、ミスをして恥ずかしいという感情が減り、自分らしい行動ができるようになる**ことが、研究でわかっています。

まず「自分のことはわかっていない」ことに気づく

次に大事なのが、❷の「長期的アドバイスであること」です。

よく、私たちの頭の中には悪魔と天使がいて、失望しそうなときには悪魔がささやく……などといわれますが、もっと簡単に、もっと科学的に言い換えると、悪魔は「短期的思考」で、天使は「長期的思考」なのです。

たとえば、「わからないから人に聞きたいんだけど、聞いたら恥ずかしいな」と思っていると、悪魔はこうささやきます。

「やめとけやめとけ、そんなこと聞いちゃったら、お前もう、どうしようもない奴だと思われて、ここで終わるぞ」

それに対して、天使は、「そんなことはないよ」とささやき、続けてこう言います。

「ここで聞いておいて、自分の知識にすることで前に進めるんだから、ちゃんと聞きなさい」

みなさんの頭の中にも、悪魔と天使は必ずいます。**自分にアドバイスをするときには、**

他人視点で冷静に考えることに加えて、この〝天使の声〟が非常に重要なのです。いまは恥ずかしいかもしれないけれど、3年、5年、10年たったときに自分が後悔しない選択肢はどれかをきちんと考えるには、天使の声を聞くことが欠かせません。

ここで、イゴール教授が行なった研究の続きをお話ししておこうと思います。

他人へのアドバイスというのは、どれも意外と的確です。にもかかわらず、人と人とのつながりにおいて、自分が正しい判断をしなければならないと思ったときに、まちがった反応をしやすいバイアスがあることが研究でわかったのです。

このバイアスは、「ソロモンのパラドックス」と呼ばれます。『旧約聖書』に出てくるソロモン王は、深い知恵があり、悪魔や天使を呼びつけることができたといわれるほどすごい王様ですが、自分のこととなるとけっこうミスをしていたといわれています。つまり、「他人のことはよくわかるが、自分のことはよくわからない」ということです。

前述のウォータールー大学では、二つのパターンに分けて実験を行なっています。

- 自分の身に対人トラブルが起こったシーンを想定してもらうグループ
- 自分の親しい友達がトラブルに巻き込まれたことを想定してもらうグループ

そして、「全体の状況に対して、どれくらいまで自分の知識で答えられるか。どこからあとを答えられないか」というアンケートを行ないました。つまり、自分の知識の限界をわかっているか、つねに客観的に自分を見られているかを調べたのです。

また、対人関係の問題については、どこかで落としどころが必要ですが、そこが的確に見えているかどうかも大切なポイントになります。

こうした能力の違いをいろいろ調べた結果、おもしろいことがわかりました。

自分の身にトラブルが起こったと想定したグループよりも、友人にトラブルが起こったことを想定したグループのほうが、冷静かつ長期的で総合的な判断を下せることが明らかになったのです。

つまり、私たちは「ソロモンのパラドックス」に縛られ、自分の身に起こった問題では判断が鈍るのに対し、**友達に起こっていると想定すると判断力が上がる**のです。

この実験のポイントは、全部、「想定」だということです。自分の身にトラブルが起こっているとしても、同じトラブルを友達が抱えているとしても、自分だったら何と言うかを考えると、答えが出てくる可能性が非常に高くなるのです。

この研究からは、さらにおもしろいことがわかりました。

よく、「若い人は、自分のことを客観的に見ることができない」といわれますが、これもウソで、「ソロモンのパラドックス」は年齢を問わず起こるということです。

とくにプライベートなことに関していえば、若い人も高齢者も、他人の意見を聞いたり、他人視点で考えたりしないと判断ミスを犯します。20〜40代と、60〜80代の被験者を比べても、同じようなことが起こるのです。

つまり、年をとっているからといって、いい判断が下せるわけではありません。「自分は人生経験が豊富だから」と得意げに言う人がいますが、個人が経験できる人生なんて、長くても100年かそこらです。

ですから、自分の経験に従って自分の人生を決めるのはかまいませんが、それを、さも真理のように他人に語るのはよくないと思うのです。ちなみに、私は必ず、研究と自分の意見を分けて話すようにしています。

若いみなさんは、**他人の意見を聞くよりも、自分のことを冷静にとらえ、他人の視点で考える姿勢を身につけるほうが、はるかにいい判断ができるようになる**と思います。

最大のポイントは「悩んでいる友達へのアドバイス」

セルフアドバイスの最後のポイントが、❸の「最悪の状況を想定していること」です。

基本的には、長期的思考をもつことがすごく大事ですが、じつは、この「長期的思考をもつ」と、「最悪の状況を想定する」というのは同じ意味なのです。

ただ、長期で考えろ、長期的な人生計画を立てろと言われても、どうすればいいのかわからないという人も多いかもしれません。

じつは、これが簡単にできる方法があります。「心理的に、物事を対比する」という心理対比のテクニックです。これを使うと、クヨクヨ悩んだり、将来のことを悩んだりしにくくなるため、長期的な計画を立てるときに役立つのです。

具体的には、「他人の目線で、最悪の状況を想定したアドバイスを自分にする」ということです。たとえば、自分が転職で悩んでいたら、友達が転職で悩んでいるところをまず想像してください。そして、**友達に、最悪の場合にどうすればいいかをアドバイスする**ところを考えます。

こうすると心理対比が効いて、いまの状況を客観的に、さらには長期的な目線で見られるようになります。

「最悪の状況を想定しよう」とよくいわれますが、未来が最悪だと思っていたら生きていけません。そんなとき、**「最悪の状況になったら、こうすればいいよ」という明確なアドバイスができれば、安心感が生まれます。その結果、いままでとは異なる柔軟な視点で物事が見られるようになる**のです。

いまは大企業でも潰《つぶ》れることがあるので、大きな会社に就職したからといって将来が安定するわけではありません。こうした変化が激しい時代には、柔軟に、いろいろな立ち位置がとれることが必要です。

私自身、日本ではあまり一般的ではないメンタリストという職業をやってきましたが、ものすごく臆病なので、万が一ダメだったら、自分にどうアドバイスするかを、つねに他人の目線で考えています。

この心理対比の効果は、アメリカのガブリエル・エッティンゲン教授の研究からも明らかになっています。

それは、**想定した目標が破綻《はたん》したらどういう状況になるのか、その状況で何をするのか**

までを想定する、ということです。つまり、最悪の状況になったときに、どうやってそこからリカバリーするかまでを考えておくと目標達成の確率が上がる、という考え方です。
ちなみに、心理対比の考え方を取り入れると、勉強の成績が上がる、セルフコントロール能力が上がる、食生活が健康になる、ダイエットに成功する、禁煙ができる、お菓子の誘惑に強くなるなど、さまざまな効果があることがわかっています。

成功する「心理対比」四つのステップ

ここで、心理対比に欠かせない四つのステップを紹介しましょう。


〈ステップ❶〉

まず、自分の目標を達成したら、どんないいことが起こるのかを考えてください。

たとえば、年収が１０００万円を超えたらどうなるか。旅行に行ける、おいしいご飯とワインを味わえる、女の子にモテる……何でもいいですが、達成した場合のメリットを思いつくままにポンポン書き出します。

〈ステップ❷〉

書き出したたくさんのメリットのなかから、自分にとっていちばんプラスになるものを選びます。そして、それを達成したら、どんないい気分になるかを、なるべく細かくイメージします。

たとえば、「女の子にモテる」というメリットを選んだ人は、「モテたら、どんなにいい気分になるだろう？」とあれこれ想像して、ニマニマするわけです。

さて、多くの人が、目標を決めて想像するステップ❶とステップ❷だけはやります。でも、それで満足してしまうと目標は達成できません。

では、どうすればいいのでしょうか。このあとのステップ❸とステップ❹がポイントです。

〈ステップ❸〉

いま描いたバラ色の未来や目標を達成するにあたって、どんなトラブルがあるのかを想像します。この目標が途中で潰《つい》えるとしたら、つまり自分の描いた未来がダメになるとしたら、**どんなトラブルが起こるのかを想像する**のです。

とにかく、最悪の未来を想像してください。

年収1000万円を稼ぐために、会社を辞めて起業しようと思うのなら、「失敗して多額の借金を抱えたらどうなる?」というようなことを考えます。そして、そういったリスクをできるだけたくさん書き出しましょう。

〈ステップ4〉

たくさん書き出した、自分にとってネガティブなトラブルのなかで、いちばん起こってほしくないものを選びます。**これが起こったらほんとうにやばいというものを選ぶのです。**

それを頭の中でしっかりと、なるべく細かくイメージし、トラブルが起こったときに自分はどうやって対処するかまでを考えましょう。

ここまでやるのが、心理対比です。「うまくいったらこんなふうになって、こんないいことがある」と考える一方で、「でも、万が一、うまくいかなかったら、こんなことが起こるから、こういう対策をしよう」と考えるわけです。

夢を描くことと、万が一の準備をすることを同時にできるのが、心理対比のいいところです。この両方をやらないと、私たちはいい夢ばかり描いてしまいます。

そうなると、もうスピリチュアルの世界です。引き寄せの法則などを信じる人がいますが、あれは絵に描いた餅《もち》をずっと信じているだけで、いつになっても成功を引き寄せることはできない、と私は思います。

さらに、「もし失敗したら、どういうことが起こるんだろう」と考えておくと、夢を具体的なところに落とし込むことができます。つまり、「やるべきことが見つかる」状況になるのです。

つねに「最高の状況」と「最悪の状況」を考える

若い人や、私と同世代の人はよく、「やりたいことが見つからない」と口にしますが、じっくり話を聞くと、「お金持ちになりたくない」とか「人気者になりたくない」とか「自由な時間がほしくない」と言う人はまずいません。

みんな、「お金持ちになりたい」「人気者になりたい」「自由な時間がほしい」と言います。やりたいことは見えているわけです。

つまり、**やりたいことが見つからないのではなく、どうやったらそのやりたいことにたどり着けるのか、具体的なルートが見えていないだけ**なのです。だから、自分はこういうことをしたいと思っているけれど、そんなの夢物語だよね、できないよね、となってしまいます。

私は最初、「本を読んで生きていきたい」というのが目標でした。でも、書評家は大したお金になりません。では、どうやって本を読んでお金にするのか。

私は、最高の状況と最悪の状況を考えました。そう、心理対比です。まず、「自分は本を読むだけで生きていける」と考えます。本を読んで書評を書いたり、本の内容を人に紹介したりして、莫大《ばくだい》なお金を稼ぐようになった、と最高の状況を想定するのです。

その一方で、「万が一、それがダメだった場合、どうなるだろう」と考えます。すると、「どうすれば最悪を防げるか、最高の状態になるか」「どうやったら、最悪にいかずに最高に近づけるか？」ということを思いつくことができるようになります。

心理対比をすると、目標達成のレベルも上がりますが、**「どうすれば最高にたどり着けるか」を考えることで、最高と最悪のあいだを埋めることができます**。これがとても大事です。

私の場合は、最高の場合は、「本を読んで生きていく」。最悪の場合は、テレビ出演も講演もなくなり、「本を読んで生きていくどころか、本を買うお金すらなくなる」ということですが、だんだん「マイナスからゼロまで戻る方法」も考えるようになっていきます。

たとえば、本を買えないというマイナス状況になったら、図書館へ行こう、図書館で読んだ本の内容をまとめてブログにしたり書評を書いたりできる、そうなれば、とりあえず生きていくためのギリギリのお金は稼げる、ということが見えてきます。

さらに、このゼロの状況から、「自分が本を読むだけで、好き放題のぜいたくな生活ができる」ところまで、どうやったら上げられるかを考えるようになります。

やりたいことがわからない人は、まずは、最高と最悪の自分を想定し、心理対比をすることで、脳を、具体的なイメージを描ける状態にもっていきましょう。

前出のエッティンゲン教授は、心理対比で効果が上がる理由を説明してくれています。

脳は、目標を達成したイメージをなるべく細かく描くと、成功イメージをダイレクトに受け取って、「あれ？　もしかしたら目標は達成できるんじゃない？」と錯覚します。そうなると、脳はみずから、具体的な手法ややり方など、現実的にどうすればいいかを考えるようになるのです。

ただ、最高のイメージだけつくって**最悪を想定しないと、脳がポジティブな想像に興奮するだけ興奮し、そこで満足してしまいます。それでやる気が出なくなる**のです。

人間の脳は、基本的には短期的な思考に目が向くようにできているので、無理やり長期的な思考に目を向けるようにしないと、やるべきことが見えなくなります。

さらに、最初に「目標を達成できない場合があるとしたら、こういうトラブルが起こる」と考えておくと、いいことがあります。実際にトラブルが起こったときに、すごくテンションが上がるのです。なぜだと思いますか？

自分が最高の夢を描いたうえで、最悪の場合のトラブルを考えてきたわけですから、考えたとおりのトラブルが起こると、脳がこう喜ぶのです。

「**あれ、待てよ。このトラブルを乗り越えたら、その先に待っているのは最高の未来だけじゃないの？**」

つまり、乗り越えるべき壁が希望に見えてくるのです。ゲームでいうとボスキャラ登場みたいなもので、「このボスキャラを倒したら、超すごいアイテムが手に入るんじゃない？」となるわけです。

こうすると、乗り越えることが楽しくなり、実際にトラブルが起こったときにも、対処能力がどんどん上がっていきます。みなさん、ぜひ試してみてください。

働きすぎて燃えつきるのは不安感が強いせい

働きすぎて燃えつきる、あるいは、以前はやる気があってバリバリ働き、昇進しようとか、がんばろうという気持ちがあったのに、急にそうした意欲がなくなって不完全燃焼になる人がいます。

こうした〝働きすぎ〟が起こる原因は何でしょうか。

まず、働きすぎとはどのレベルからをいうかといえば、厚生労働省では「使用者は、原則として、1日に8時間、1週間に40時間を超えて労働させてはいけません」としています。また、適正な労働時間について、いろいろな科学的データがありますが、ベストは週30時間以下といわれています。30時間より多く働くと、脳の処理能力が下がったり、死亡リスクがぐっと上がったりするといわれているのです。

ですから、できれば週30時間以下、最悪でも40時間以下を守ったほうがいいのですが、どうしてもそれを守れない人がいます。

こうしたオーバーワークが減らない理由としては、仕事の効率が悪い、無駄な書類仕事が多いといったことがあげられますが、別の観点から働きすぎを分析したおもしろい調査があるので紹介しましょう。

イギリスのキャスビジネススクールによる、５００人のビジネスパーソンを対象にした調査で、労働時間や仕事に対するモチベーションなどを掘り下げています。インタビューがメインのため、データとしてはゆるいのですが、参考になると思います。

この分析をまとめると、働きすぎる人たちには一つの特徴があることがわかりました。それは何かといえば、知識労働者で、かつ不安感が強いことです。頭を使う仕事をしていて、かつ不安を感じやすい人が、働きすぎになることが多かったのです。

これは、科学的には「インタンジビリティ」、簡単に言うと「形がない」ことが原因です。たとえば、モノをつくる人なら、「今月はこれだけつくったので十分」と思えますが、**知識労働の人たちはつくったものが目に見えないので、自分で「何かをつくりあげた」「仕事**

をした」という実感が生まれにくいのです。

そうすると、自分がきちんと仕事をしているのかどうか実感がわかず、不安になってきます。そして、**「もっと働かないと、みんなに認めてもらえない」と、どんどん不安が強まり、結果的に働きすぎになる**わけです。

ですから、目に見えない価値をつくる仕事をしている人は、できるだけ「見える化」したほうがいいのです。

私の場合は、本を読む量でも、動画を投稿した本数でも、年間や月間に出版した本の冊数でもいいのですが、何かを基準にして計《はか》らないと、やはり不安になってきます。

私が**YouTube**で動画投稿を始めたのも、そこに理由があります。本は好きで読んでいるからいいのですが、自分がビジネス上の成果をあげたのかどうかを計りたいと思っていました。そこで、自分のコントロールできる数値にするため、「何本の動画を投稿した」ということを数値（目標）にしているのです。

このように、目に見えるようにしないと、知識労働者は不安になり、「もっとやらないといけないかな」「もっと本を読まなくちゃいけないかな」「もっと論文を読まなければ」などと追いつめられ、働きすぎになります。その結果、認知能力が下がったり、死亡率が上がったりといった事態を招くのです。

こうした**不安感が強いオーバーワーカーには、非常に生産性の高い人が多い**といわれています。能力もモチベーションも高くて、ものすごくがんばるので、バリバリ働いているように見えますが、突然、うつ病になったり、出社しなくなったりします。不安に対するケアをきちんとしていないため、燃えつきてしまうのです。

オーバーワークの人たちが、「自分は仕事が好きなんです」とか「仕事が趣味だから」と口にすることがあります。でも、ほんとうに好きで喜んで働いているのなら、べつに「仕事が好きなんだ」とまわりに言いふらす必要はありません。つまり、**「仕事が好きだ」という根底には、不安が残っている**のです。

しかも、こういう人たちは自己批判能力も非常に高いので、働きすぎが原因で体を壊したり、生産性が落ちたり、燃えつきたりすると、「なんて自分はダメな人間なんだ」「これじゃ、誰にも必要とされない」などと、自分を激しく責めたてます。

また、バリバリ働いている自分を周囲に見せようとするため、自分の悩みや問題を他人とシェアしようとしません。そのため、どんどん追いつめられて、メンタルが悪くなっていくのです。

こうしたことを理解して、自分自身のケアをすることが大切です。

漠然とした不安や焦りの正体とは

現代は、漠然とした不安を感じている人が多いのではないでしょうか。
そもそも、不安には2種類あります。

●原因がわかっている不安
たとえば、コンプレックスがある、借金を抱えている、失敗するのが怖くて緊張している、といった不安です。

●正体不明の漠然とした不安
日常生活で困っているわけでもないし、今日を生きるために困っているわけでもないのに、なんとなく不安を感じるというものです。

仕事に追われて忙しいときはいいのですが、休みの日になるとモヤモヤした不安を感じて、結局、土日も働いていないと気がすまない人がいますが、これも漠然とした不安からくる行動です。

不安というのは、普通は何かに追い立てられているから感じるものです。自分を追い立てているものがわかれば、対策を講じることができますし、たとえ一時は不安だったとしても、そうしたものがなくなれば安心できます。

ところが、漠然とした不安には対処のしようがないため、恐ろしさばかり感じるのです。このような漠然とした不安の正体は何かを調べた研究がいくつかあります。結論からいえば、その原因は〝マルチタスク〟であり、そもそも私たち自身にその原因の正体があるのです。

私たちはいま、一つのことに集中することがだんだんできなくなっています。これは、スマホ依存の研究から出てきた知見です。

たとえば、よく中毒のようにスマホを触っている人がいます。**ずっとゲームをやっている、何も届いていないのにメッセージばかり見ている、やたらとメールをチェックする、**というような行動をとる人です。

まさにこれが、漠然とした不安や焦りの正体なのです。

ここで、マルチタスクをやめるためのモチベーションになる研究をいくつか紹介しましょう。

2010年、アメリカのメリーランド大学で、スマホ依存の研究として200人の学生を集め、24時間のデジタル断食を行ないました。スマホやパソコンといったデジタルとの接触を全部なくしてみたのです。

すると、大半の人が、不安や焦りといった禁断症状を訴えました。これはある意味、麻薬と同じです。

スマホを使いすぎると、**他人への共感能力が落ち、時間がなくなる感覚に陥り、不安や焦りが高じて、またスマホを触る、という悪循環が起こります**。

では、スマホ自体が悪いのかといえば、そうではなく、悪いのは使い方です。スマホで注意が途切れるのがよくないのです。

何か一つの作業に集中しているときでも、スマホに通知がきたりすると、私たちはそこで意識が切り替わります。ですから、自分が確認しなければ通知が出ないように設定したり、メールやメッセージをチェックする時間を決めたりして、注意が途切れないようにすれば、まったく問題はありません。

そもそも人間の脳は、マルチタスクができないようになっています。脳はマルチタスクモードをもっていないので、同時にいろいろなことに集中することはできません。

このマルチタスクがおよぼすさまざまな恐ろしい害について、多くの研究がなされています。2011年の実験によると、マルチタスクにより脳の短期記憶、つまりワーキングメモリーがダメージを受け、結果として、**誘惑に弱くなり、つねに刺激を求めるようになる**ことがわかりました。

また、この刺激を求める傾向が高くなると、「ピコン！」とスマホの通知が鳴るたびに脳が興奮します。刺激に弱くなっている脳でスマホを触り、マルチタスクになることでワーキングメモリーがダメージを受け、それによってさらに刺激に弱くなる……という負のループができてしまうのです。

意図的にシングルタスクの時間をつくりだそう

最近の心理学では、**人間の成功のためには、セルフコントロール能力がもっとも大切な力**だといわれています。これは瞑想や運動などいろいろな方法で鍛えることができますが、スマホでマルチタスクをやると逆の効果が出るそうです。

つまり、瞑想や運動を心がけてセルフコントロール能力を鍛えていても、スマホの使い方をまちがうと効果を打ち消し合い、いい結果が出なくなる可能性があるのです。

マルチタスクしかやっていない人は、どんどん脳のポテンシャルが落ちていきます。さらに、マルチタスクは不安や焦りと密接につながっていることがわかっています。

2013年に、318人を対象にスマホの利用度と心理状態のチェックを行なった研究によると、**SNSやゲームにはまっている参加者ほど社会不安やうつの傾向が高い**ことが明らかになったのです。

これについては、2011年に行なわれた研究でも同じようなデータが出ています。インターネットの利用時間が長い学生は、そうでない学生に比べて、うつの症状が重くなる、不安傾向が強くなる、攻撃性が高くなる、恐怖症になりやすいといった、ネガティブな精神状態にはまって回復できない傾向が高いことがわかっています。

SNSは刺激が強いと述べましたが、とくにインスタグラムなどは、**やればやるほど他人への嫉妬が増幅**し、メンタルによくないといわれています。ああいう場では、華やかなパーティや高価なバッグなど、みんな恵まれた生活をしているように見せるため、嫉妬が増幅しやすくなるのです。

また、SNSに2時間かけたり、「30分だけ」と思って始めたのにゲームに3時間費やしたりすると、「うわー、時間を無駄にしちゃった」と焦ります。時間の無駄だと思っているのにやってしまい、その結果、**時間を無駄に使ったという罪悪感がのしかかって、さらに不安や焦りにつながる**わけです。

ほかに、2011年に行なわれた研究では、家に帰ってリラックスしているときでもスマホを手放せず、ずっと使っている人は、仕事のストレスを解消できずに疲れがたまっていることが報告されています。メールやSNSによって、リラックスする時間と仕事の時間の区別ができなくなり、ワークライフバランスが崩れてしまうのです。

では、どうすればいいのでしょうか。

対策としていちばん簡単なのは、「一つの作業に集中する時間をつくる」ことです。

極度に集中する必要はありません。たとえば、**本を読む、映画を見る、あるいは瞑想や散歩でもいいのですが、それぞれの時間を30~50分くらいに分けてタイマーを設定**しておき、タイマーが鳴るまではほかのことをしないようにします。メールやメッセージのチェックもやってはいけません。

こうするだけで、脳はかなりリフレッシュします。作業への集中力も上がるし、漠然とした不安や焦りもなくなります。

つまり、シングルタスクになる時間を意図的につくり、その時間をできるだけ増やすことによって、漠然とした不安から回復できるようになるのです。

「不安脳」でも動じない心を手に入れる方法

みなさんは、「不安脳」という言葉を聞いたことがあるでしょうか。

簡単に言うと、うつになりやすかったり、不安になりやすかったりする脳のことです。

これはアメリカのデューク大学の研究によって科学的に定義されていて、大きく二つの特徴があります。

❶周囲の脅威に対して過剰に反応しやすい

まわりに怖いことがあったり、小さな変化が起こったり、ちょっと嫌なことがあったりしただけで、不安で仕方なくなります。

❷ 報酬に反応しづらくなる

うれしいことやいいこと、楽しいこと、幸せなことがあったりしても、「わーっ」と喜べなくなることです。

つまり、**怖がりで、喜べないという、ダブルパンチが「不安脳」**なのです。

脅威に対して過剰に反応し、かつ報酬に対して反応性が下がるわけです。嫌なことに非常に敏感になって、いいことを経験してもまったくテンションが上がらなくなるため、不安やうつになりやすくなります。

ただ、不安を感じること自体は悪いことではありません。**その不安をどうとらえていくかが重要**なのです。

デューク大学では、不安になりやすい120人の男女を対象にして、fMRI（機能的磁気共鳴画像法）で脳の状態をチェックし、不安になりやすい人が何をすれば不安に強くなれるのか、不安を乗り越えることができるのかを調べています。つまり、不安に打ち勝つトレーニングについての研究を行なったわけです。

結論からいうと、脳の中の特定の能力を鍛える、あるいはそれを使うような行動をとると、不安に強くなることがわかりました。まわりの脅威に反応しづらくなり、動じない心をつくることができたのです。

さて、何を鍛えたらいいと思いますか？

よく、セルフコントロール能力とか人間関係、あるいは右脳や左脳を強化するなどといわれますが、じつはもっと簡単に、誰でも測れる指標があります。しかも、これはみんなが「あったらいいいな」と思っているのに、きちんとトレーニングされていないことが多いものです。

それは「記憶力」です。なんと記憶力が、私たちの脳を不安に強くしてくれるのです。もちろん、短期記憶のワーキングメモリーでもＯＫです。

じつは、記憶力を使うようなタスクを行なうだけでも、メンタルが強くなることがわかっています。

不安自体は悪いものではない

デューク大学の実験では、参加者を二つのグループに分けました。

- 記憶力を一時的に使うような、暗算や神経衰弱といった問題を解いたグループ
- 何もしないグループ

両方のグループを、わざと不安を感じさせるような状況におきます。具体的には、怖い顔や怒った顔など、人間のネガティブな感情を表す写真を見せて、fMRIで「不安になっているかどうか」を調べたのです。

その結果、記憶力を使う難しい問題を解いたグループの参加者の脳に、明らかな変化が起こっていることがわかりました。

脳には、モチベーションを調整したり、ネガティブな感情を処理したりする背外側前頭前野《はいがいそく》という場所があります。記憶力や脳を使うタスクを行なうと、その部分が活性化し、いいことが起こったときに、「よし、がんばるぞ!」とモチベーションを上げたり、ネガティブな感情を受けとめて処理する能力を高めたりすることがわかったのです。

ということは、不安脳の人は、「頭をあまり使っていないのではないか」と考えられます。

もちろん、ここでいう「頭を使っていない」というのは、「バカ」とか「頭が悪い」という意味ではありません。脳に負荷をかける、**いわば脳の筋トレのようなことをしていないと、どんどん不安に弱くなる**ということです。

難しい問題を解く、記憶力が必要なゲームやなぞなぞなどをやってみる、ちょっと難しい本を読むなど、問題解決を行なっている脳の部分に意識的に負荷をかけるようにしてみましょう。

もちろん、難しい問題を解いて脳に負荷をかけたからといって、不安がゼロになるわけではありません。ただ、先ほども言ったように、不安自体は悪いものではなく、不安をうまく利用できない状態がまずいのです。

つまり、まず不安脳を改善し、**次に、不安をモチベーションに変えていく**ことがとても大事だといえます。

じつは、不安というのは、私たちがきちんと準備をしたり、失敗しないように細かいところまで注意を向けたりするための機能として存在しているのです。

もし、不安が生存に不利なものだったら、人類は不安という感情をとうの昔に失っているはずですが、いまだにたくさんもっています。それはなぜかといえば、私たちにとって必要なものだからです。

では、どうすれば役に立つようにできるのでしょうか。

ずばり、使い方を覚えるしかありません。

たとえば、世界最高の調理器具をもっていても、その使い方がわからなければ意味がありません。不安もそれと同じです。使い方しだいで、いくらでもみなさんの人生をプラスに変えていくことができます。

私自身、けっこう不安を感じやすいタイプでしたから、短期の不安対策をしながらメンタルを鍛え、不安やストレスを前に進む力に変えていって、いまはポジティブな人間になっています。

不安があっても、それを「悪くない」と思えるようになると、怖くなくなります。

たとえば、リンゴの皮むきは、手を切りそうになったりして、最初はとても怖いものです。でも、どうやったら手を切るかがわかり、ナイフの使い方に慣れてしまえば、誰かとおしゃべりしながらでもできるようになります。

不安もまったく同じです。

でも、不安を怖いと思ったり、不安自体にそもそも弱い状態だったりすると、これができなくなります。

ですから、まずは「不安脳」への対策をきちんと行なったうえで、不安やストレスといったものを前に進む力に変える方法を学んでください。最終的には、不安とストレスは極限までなくなります。

私自身のことをお話しすると、テレビ出演はかなりストレスがたまる仕事でした。でも、「嫌だ、嫌だ」と思っていては前に進めません。そこで、私はどうしたでしょうか。

「このストレスを使って、自分はもっと成功しよう」

「成功したら、テレビの仕事は受けなくてもよくなって、自分はもっと自由に生きられるだろう」

「だから、いまはがんばろう」

と考えたのです。

その結果、テレビ出演も講演もやらなくても困らないようになりました。もう、世界のどこでも生きていけます。こうなるとストレスは消えるのです。

みなさんも、**ストレスや不安から目をそらすのではなく、それらを自分のモチベーションに変換**し、前に進んでいきましょう。

きちんと学べばたった30分で不安が軽減

不安やうつを軽減するための方法はいろいろありますが、そのなかでもっとも効果が高い方法は何かを調べた研究があります。

アメリカのハーバード大学が行なったもので、なんと30分のセッションを1回やっただけで、不安やうつが激減したという興味深い内容です。

研究は、不安やうつで学校に行けないなどの日常生活に支障が出ている、12〜15歳の若者96人を対象に行なわれました。症状が重い人たちを集めて行なうことで、普通の人でも効果が出るセラピーなどの方法を調べられるのではないかということです。

不安やうつを軽減するセラピーはたくさんありますが、一つ弱点があります。いずれも期間が長いことです。これではあまり実践的とはいえません。

そこで、ハーバード大学の研究チームは、若い人にも、忙しい人にもできる、短時間で変われる方法を調べたのです。

実験では対象者を二つのグループに分け、それぞれ異なるセラピーを受けてもらいました。いずれも、時間は30分です。

●「サポーティブセラピー」を行なうグループ

人間の感情はどのように生まれるのかといった感情のしくみを学び、自分が抱いている感情をセラピストに話すことで癒《いや》しを得るタイプのセラピーです。普通のカウンセリングに近いものです。

●「パーソナリティチェンジ」を行なうグループ

ちょっと新しいタイプのセラピーで、「人格や性格は変えられる」ということを徹底的に叩き込む、セラピーというよりは授業のようなものです。セラピストや専門の先生ではなく、パソコンなどにセットされているプログラムをそのまま使って行ないます。

簡単に言うと、「脳は環境によって変わるから、人格も行動も変わる」という話を30分間聞きます。これは科学的にも証明されているので、そうすることできっと人生も変えることができると教えたわけです。

どちらのグループも、それぞれ30分のセッションが終わった直後、3カ月後、半年後、

9カ月後と、全部で4回、心理テストを行なっています。

さらに、実験室の中だけの問題ではないかと疑問視されないように、研究者たちは、参加者の両親などにもテストを行ない、身のまわりの人の客観的な視点も入れるようにしています。

すると、二つのグループのあいだに大きな差が生じました。

パーソナリティチェンジを受けたグループは、大幅にうつや不安の傾向が減って、9カ月たってもその状況が持続していたのです。

不安症の度合いを調べる「うつスコア」というテストを受けてもらうと、サポーティブセラピーを受けたグループは11パーセント減ったのに対して、パーソナリティチェンジを受けたグループは33パーセントも減少していました。

つまり、普通にカウンセリングを受けるよりも、**人間はどのように変わるのかをきちんと科学的に勉強したほうが、不安症やうつが3倍も軽減することがわかった**のです。

さらに、実験に参加した本人が体感した軽減率と、両親や家族が第三者的な視点で見た軽減率の傾向も、ほぼ同じでした。

つまり、本人が33パーセント改善したと言っているパーソナリティチェンジでは、**まわ**

りも「感情的に安定し、メンタルが改善した」と評価しているのです。主観的・客観的の両方からの評価ですから、これはすごいことです。

これまで、うつ系の症状は、運動療法や食餌《しょくじ》療法、瞑想プログラムを長期にわたって行なわなければ改善しないといわれてきました。

ところが、「人間の脳は簡単に変わる」と科学的に説明されると、たった30分のプログラムでも不安が激減することがわかったのです。

結局、自分の人格は変わる、もっと言うと、自分の不安っぽい性格は変わらないかもしれませんが、行動を変えていけば人間は変われるということです。

ですから、みなさんも、「自分は変われるんだ！」と自分に言い聞かせるとか、「今年こそは変わる！」と信じる暇があるなら、人間の心理的な作用や脳科学的なところをきちんと勉強しましょう。

それが起点になって、クヨクヨ悩みがちな性格や不安傾向を変えられるのではないかと思います。

第2章 根拠なき自信をもって前を向く

「根拠のない自信」が大きな成功をもたらす

よく、「挑戦力を上げましょう」とか、「若いうちにいろいろなことに挑戦しましょう」といわれますが、じつは、挑戦できる人とできない人の違いは、失敗に対する考え方だということがいろいろな研究でわかっています。

簡単に言うと、失敗を恐れなくなれば、挑戦する楽しみしか残らないので、いろいろなことに挑戦できるということです。つまり、挑戦力を高めるには、**失敗しないようにするのではなく、失敗してもいいと思えるようになる、失敗を楽しめるメンタルをつくる**ことが非常に重要だということです。

失敗したら凹んでもいいのです。**失敗しても凹まないとか、まったく気にならないというのは、逆に言えば学ばない人**ですから、それはそれでよくありません。失敗はするけれども、そこから多くを学び、失敗してもただでは起きないといった感覚をつくることが大事なのです。

みなさん、サラ・ブレイクリーさんをご存じでしょうか。

経験ゼロ、元手はわずか5000ドルで補正下着のスパンクスというメーカーをつくって成功した起業家で、いまや個人資産10億ドル超の資産家です。

子供のころ、父親はいつも彼女に、「今日はどんな失敗をしたんだい？」と聞いていたそうです。そして、失敗したことを話すとほめてくれたといいます。

つまり、「失敗する」ということは「チャレンジをしている」ことだと教え込むために、今日はどんな失敗をしたのかを聞いていたのです。

そして、失敗がなかった日はチャレンジをしなかったのですから、チャレンジして失敗した日をほめるということを続けたわけです。それによって、彼女の起業家マインドが鍛えられていきました。

こんなふうに、失敗しても凹まないメンタルどころか、失敗を恐れず新しいことにどんどんチャレンジできる「根拠なき自信」を育てていくのはすごく大事です。

そもそも、**成功するための方法は、「とりあえず根拠のない自信をもって戦う」か、「失敗のしようがないやり方で戦う」、つまりリスクがなく、コストがかからず、小さく始めて大きく育てる戦い方をするかのどちらか**です。

根拠のない自信があって、前向きで大きなことにチャレンジすることに慣れている人は、どんどん挑戦すればいいのです。企業家や銀行などから融資してもらったりして、大きく勝負するというのもありです。

ちなみに、私はそういうタイプではありません。もともと、みなさんと同じか、それ以上に慎重なタイプです。ですから、元手がかからないビジネスばかりやっているのです。でも、いまは、リスクゼロ、元手ゼロのビジネスができる時代です。いくらでもリスクは減らせますし、コストがゼロなら絶対、プラスになります。コストをゼロにできるから、ほかのことに大胆にお金を使えるし、クリエイティブなことができるのです。

お金をかけていると、失敗するのは怖いと思うかもしれません。でも、コストがゼロなら、失敗しても自分のプライド以外に傷つくものがないので、これはすごく大事なことだといえます。

失敗を恐れないメンタルのつくりかた

では、失敗を受け入れる、失敗を恐れないメンタルは、どうやってつくればいいのでしょうか。

そもそも、どうせ根拠がないなら、不安より自信をもっているほうがパフォーマンスが上がります。「不安だ、不安だ」と思っていると、能力が高い人でもその不安に押しつぶされて実力を発揮できない場合があります。

オタクな人や、いわゆる〝コミュ障〟の人がコミュニケーションをうまくとれないのは、**「自分はコミュニケーションがへたかもしれない」という不安がコミュニケーション能力を下げている**からです。

じつは、外交的な〝リア充〟よりも、オタクな人のほうがコミュニケーション能力が高いということがわかっています。自分を〝コミュ障〟だと思っている人のほうが、実際には他人の心を読む能力が高いのです。

なぜ、根拠のない自信が大事かというと、**これからの時代は先行き不透明で、根拠のあるものがほとんどなくなる**からです。

かつての日本、たとえば高度経済成長のころには、不動産や株価も上がり、金利も高かったので銀行にお金を預けておくだけでそれなりに生活できました。でも、いまはそうではありません。もう貯金には意味がない、というのがいまの考え方です。

さらに、みなさんが、「やろうかなあ、でも根拠も自信もないし、うまくいくかわからないから、やめとこうかな」と迷っているあいだに、根拠のない自信をもっているほかの人がチャレンジします。

その結果、たとえば、ビットコインで「億《おく》り人《びと》」（投資などで資産が1億円を超えた人）になる人が出てきたら、自分もやろうかなとか、不動産を買ったら値段が1・2倍になったなどと聞くと、「じゃあ、自分も不動産を買おう」と追随しようとしますが、これでは手遅れで、ほとんど意味がありません。

先行きがわからないからこそ、根拠のない自信をもって行動し、その行動回数を増やしていくことで、どれかが当たるのを狙う必要があるのです。

いろいろなことにたくさんチャレンジしていくには、自由な時間をつくり、さらに、なるべく一つひとつにかける時間的・金銭的コストを減らしていかなければなりません。先ほど、これからの時代はなるべくローコストで、できればコストゼロでやったほうがいいとお話ししたのには、そういう意味もあります。

漠然とした不安を根拠のない自信に変えていけば、その自信でがんばれるわけです。そして、がんばって、それがある程度うまくいって、自分はできるんだ、自分の力で人生を変えられるんだ、となると、やがて根拠のある自信が生まれてきます。

つまり、根拠のある圧倒的な自信は、最初は根拠のない自信から始まるのです。まずは根拠のない自信でかまわないので、「下手《へ》《た》な鉄砲も数撃《う》ちゃ当たる」方式で行動し、そのなかの一つがうまくいけば、それが根拠のある自信になるわけです。

うまくいった人は、たくさんチャレンジしています。私自身、いろいろなことをやって、ほとんどダメでしたが、一つはうまくいったという感じです。

もちろん、一点集中は大事です。ただ、そこに自分のすべてを賭けて、ダメだった場合に、「もう自分はダメだ、できないんだ」とあきらめてしまう人が多すぎます。短期で一点に集中してやってみて、ダメだったら次に行く、という姿勢が大切なのです。

どれが当たるかわからないので、一つひとつ失敗するたびに凹んでいる暇なんてありません。一つ失敗したら、そこから学ぶだけ学んで、「はい、次！」とやっていかなければ、いつになっても成功など勝ち取れないのです。

一方、一つ成功したからといって工夫するのをやめたらどうなるかというと、いつか落ち目になったときに、次に行く勇気が出なくなります。「あんなにうまくいっていたのに」という思いにとらわれ、新しいことにチャレンジできなくなるからです。

一つのことにしがみついているのは、ものすごくみっともないことです。それはプライドでもなんでもなくて、ただの臆病者にすぎません。

つねにチャレンジしつづける人になるには、失敗に慣れ、失敗から学ぶ必要があります。学ぶ必要はあるけれども、失敗で凹むのはやめましょう、ということです。

では、どうすればいいのでしょうか。

「失敗はチャンス！　大事なのは自分を信じることです！　自分が成功した未来を想像してみましょう！　あなたはどんな成功をしていますか？」などといった自己啓発のようなことは、私は言いません。

私は、どうしたら失敗を恐れずに前に進む自信が手に入るのかについて、科学的に解説します。だいたい、「自信をもて！」と言われて自信をもてたら、何の苦労もいりません。「自信をもってやれ」と言われてできるのなら、悩んだりしないはずです。

そんなことを言う人たちは、何もわかっていないのです。

しかも、成功した人の場合、自分を格好よく見せたいため、「自分はここをピンポイントで狙ったが、予想どおり、すべてが当たった」などと言いたがります。でも、たんに、失敗したことを都合よく忘れているだけです。

私がなぜ体を鍛えることをすすめるか

本書では、「自信」という言葉がけっこう出てきますが、人によってとらえかたが異なったりするので、きちんと定義しておきましょう。

私は、「自分の力で自分の未来や自分の人生・仕事を変えることができると信じる力」と定義しています。これは心理学でいう、「セルフエフィカシー」（自己効力感）というものです。**自分自身や自分の未来、人間関係など、自分の世界を自分の力で変えることができるという信念**のことです。

もちろん、自信には強弱があります。たとえば、みなさんがいきなり「来年までに年収10億円になれ」と言われたら、当然、「それは無理だよ」となりますね。もし、「できる」と思う人がいたとしたら、それは自信ではなくて何も考えていないだけです。

そうではなくて、自分はここまでならやればできる、という現実的な自己効力感をもってほしいのです。

自己効力感を鍛えるにはいくつか科学的なやり方がありますが、**意外と大事なのが、「一**

人の時間」をつくって、きちんと考えることです。

つまり、

「自分はいままでどういうことをしてきたのか」

「自分は今日、何にチャレンジしたのか」

「自分は何をがんばったのか」

といったことをふりかえり、それがどれくらい効力があったのか、自分の人生や仕事を変えるのにどれくらい寄与したのかを確認していく作業が必要なのです。

でも、実際には多くの人が、**漫然と毎日の作業を繰り返しているだけで、何が自分の人生を変えてくれて、自分の努力のどこが報われているのかをまったく見ていません。当たり前ですが、これでは自信はつきません。**

がんばったのに、どれが、どれくらい効果があるのかもわからないのでは、やる気の出しようがないからです。

たとえば、音はするけれど画面に何も映らず、レベルがいつ上がっているのか、経験値がどれだけ手に入っているのかわからず、スコアもいっさい出てこないゲームがあったら、たぶん、誰もやらないと思います。

なぜかといえば、成果がわからないからです。私たちがゲームにはまる理由は、自分がやったことがどれくらい成果があったのかが一発でフィードバックされて、しかも、次に何をすればいいかが明確だからです。

それと同じで、

「今日、自分は何をしたのか」

「何を狙って、どんなことをしたのか」

ということを明確にし、結果的に、それはどれくらいよくて、どれくらい悪かったのか、さらに、次はどういう工夫をすればいいのか、「一人の時間」をつくり、自分の頭でふりかえって効力を確認していくことが非常に大事なのです。

その流れでいうと、体を鍛えることもすごく大事です。

私は30歳になる前に筋トレを始めました。それは、いちばん苦手なことをやって、30代に入る前に自分の力で自分を変える、つまり、「いちばん苦手なことすら変えられた」という強い自己効力感が欲しかったからです。

私にとって、いちばん苦手なのは運動でした。**運動神経がないと思っていたのです。でも調べてみると、「運動神経」という神経はなくて、自分の努力や技術でクリアできるもの**

だということがわかりました。

そこで、普通の人から見て、「けっこうかっこいいな」と思われるくらいの体になることを目標にしたのです。いろいろ工夫してやっているうちに、だんだん体のラインが変わってきますから、「自分の力で努力したから、自分の体が変わった」ということが非常にわかりやすいといえます。

また、肉体は、寝ても覚めても自分とともにあるものですから、つねに変化を実感することができます。仕事や数字よりも自己効力感につながりやすいので、体を鍛えることに興味のない人にもおすすめです。

自分の体を自分の狙ったとおりに変えられると、**「変えることができた」という感覚がほかのチャレンジにも影響します**。仕事も変えられるように努力すれば、自分の人生はもっとよくなるという自信につながります。

こうなれば、もう何でも変えることができます。自分の力で自分の未来を変えることができるという感覚を身につけることが、自己効力感になるのです。ちなみに、科学的にも、自信をつけるためにいちばん簡単でわかりやすいのが、肉体を変えることだといわれています。

また、自己効力的な思考を身につけることも大事です。「自分の力で未来を変えられる」つまり「自分の行動によって未来が変わる」という思考が大切なのです。

人のせいにしているあいだは、いつになっても変わりません。

たとえば、仕事で成果が出ないのは、「上司が悪いから」「会社が悪いから」「自分が伸びないのは親が悪かったから」などと人のせいにするのは、パッと見は楽ですが、ほんとうはいちばん苦しいやり方です。

なぜかというと、

「自分の人生は他人のせいで決まる」

「他人の設定や環境によって決まる」

「自分ががんばってできることは何もない」

など、自分は無力だと暗示をかけているようなもので、これでは生きていくのがつらくなるからです。

環境に恵まれなくても、学歴がなくても、大成功している人はいますし、体が不自由でも歴史に名を残した人もいます。一度、そういう伝記を読んでみるのもいいのではないでしょうか。当事者的な思考をもち、自分が物語の主人公だという感覚をもって物事を実現していくことが非常に大切です。

「自分のため」ではなく「他人のため」を目標にする

自信がない人、自尊心が低い人ほど、うつになりやすいという分析があります。自信がないのは、私たちにとってよくないのです。

でも、自信がない人に「自信をもて！」とアドバイスをするのは、もっとよくありません。さらに自信をなくしかねないからです。

一方で、自信がありすぎる人は学習も準備もしないという傾向があり、自信のなさすぎもありすぎも問題です。つまり、適度に保つことが非常に大事なのです。

では、ほどほどの自信というのは、どうやったら保てるのでしょうか。

じつは、ほどほどの自信を保ち、そんなにネガティブにもならず、ポジティブすぎてウザくもならない人たちには、目標の立て方に非常に変わった共通点があります。

普通の人は、自分の叶えたいことを決めたり、自分が欲しいものを目標にしたりしますが、彼らはそういうことをしないのです。

たとえば、ポジティブすぎる人は、「おれは世界をとるんだ！」といった具合に、「自分は！」「自分は！」と言います。また、ネガティブな人も同じように、「自分」に関する目標を立てます。

こうしたものを、「セルフイメージゴール」といいます。自分をもっとポジティブにしようとか、自分のいいところを他人に気づいてもらいたいとか、自分の弱点を変えたいなど、「自分が変えたいこと」を目標にしてがんばるわけです。

それに対して、人を助けよう、自分の利己的な行動を抑えてみんなで協力しよう、他人の人生にいい影響を与えよう、自分ががんばって仕事でうまくいき、メンタルも落ち着いて親や友達を喜ばせようなど、自分の目標達成が他人にどういう影響を与えるのかを考えるのが「コンパッションゴール」です。

日本語では、それぞれ「自己目標」と「他己目標」と表現します。

では、どうすれば適度な自信を保ちながら、卑屈にも尊大にもならずにやっていけるのでしょうか。

それを調べた、アメリカのシアトルパシフィック大学の研究があります。研究は、医者から不安症またはうつ病と診断された47人の男女を対象に、二つのグループに分けて行なわれました。

●自分が変えたいことを気にしてがんばった「セルフイメージゴール」のグループ
●他人への貢献、他人に何かしてあげようということを目標にしてがんばった「コンパッションゴール」のグループ

この二つの目標を設定し、6週間過ごしてもらいました。その結果、セルフイメージゴールのグループは人間関係にトラブルを起こす確率が高く、うつや不安の症状が悪化することがわかりました。

「自分を変えよう」と思ってもなかなかうまくいかない人に対して、「結局、変わる気がないんだよね」などと言う人がいますが、それは違います。ほんとうに変わろうとしているのです。

ただ、**目標（自己目標）を立てて、「自分を変えよう、自分の弱点を変えよう」と思えば思うほど、不安やうつが悪化していく**ことが、この研究でわかったのです。つまり、その人たちが悪いのではなくて、目標の立て方がまちがっていたということです。

一方のコンパッションゴールのグループは、目標（他己目標）を立てたことによって、不安とうつの症状が改善し、人間関係のトラブルも起こしにくくなりました。

じつは、**「他人のために何かをしよう」と思うだけでも、大きな効果**があるのです。たとえば、高血圧が改善するなど、メンタルだけでなく肉体的にもいい影響をおよぼすことがわかっています。

この研究では、フォローアップ実験として、参加者の家族や友人、配偶者への聴き取りも行なわれました。その結果は、やはり、コンパッションゴールを立てたグループは、まわりの人間から見てもメンタルが安定し、周囲との人間関係がよくなっていることがわかりました。

つまり、**「自分のため」ではなく、「他人のため」を目標にするほうが、主観的にも客観的にもいい効果が出る**ことがわかったのです。

「他人から認められよう」とか、「自分の欠点を直そう」などと自己目標を立ててがんばるのは、自信をつけるという意味では役に立たないどころか、うつや不安症を悪化させる可能性があるのでやめたほうがいいということです。

ほんとうに自分に自信をつけたいのであれば、目標を他人に向けたほうがいいのです。

「自分が変わろう」ではなくて、「自分がこう行動することで、他人にこう貢献しよう」「他人に影響を与えよう」と思うことで、メンタルが改善し、他人との関係も改善します。

私も、「自分の配信する動画を見てくれる人たちの人生が変わったらいいいな」とか、「みんなが知識を得て、何か新しいことができるようになったらいいな」と考えるようになったことでメンタルが安定しました。

みなさんもぜひ、他己目標を立ててみてください。

簡単にメンタルを強くする意外な方法

「メンタルが弱い自分を変えて、感情を安定させたい」

そんな悩みを持つ方に紹介したいのが、2018年にアメリカの南メソジスト大学が行なった15週間の実験です。実験は、参加者全員の「ビッグ5」（外向性、開放性、勤勉性、協調性、神経症的傾向）を調べて、そのなかから自分の変えたい性格を選ぶというものです。ビッグ5テストとは、科学的にもっとも根拠があるといわれている心理テストです。

メンタルが弱いというのは、緊張に弱い、不安に弱い、感情が不安定になる、ということです。

経営者などのなかにも、つねに自信満々なのに、ちょっとしたことですぐに激昂《げっこう》したりする人がいますが、こういう人たちは神経症的傾向が高く、メンタルが弱い分類に入ります。**自信満々で態度が大きいことと、メンタルが強いというのは違う**のです。

メンタルが強いというのは、「動じない」ことで、つまり感情が安定しているわけです。それによって、パフォーマンスが安定し、生産性も安定します。これは、成功するためには欠かせない特性の一つです。

また、動じないというのは、他人に何か言われてもいちいち気にしないということです。

誰でも普通に生活していると、必ず嫌なことを言ったりやったりする人と出会うと思います。そのとき、そんな人に自分の大事な時間や労力をもっていかれるのは損な話です。

では、どうしたらいいのかといえば、メンタルを強くして、動じないようにするしかありません。我慢するのではなく、気にしないようにすることが非常に重要なのです。

南メソジスト大学の実験では、内向的な性格を変えて外交的になりたい、神経症的傾向を改善しメンタルを強くしたいという人たちを、二つのグループに分けました。

●「コントロール群」で、何もしないグループ

●「アクティブグループ」で、自分の性格を変えてくれそうな10のアクティビティのなかから毎週四つを選び、15週間実践してもらうグループ

誰もが、「メンタルが強かったら、どんどん挑戦するのに」とか、「外交的な性格だったら、人の輪のなかに入ってしゃべれるのに」と思いがちですが、これは間違いです。じつは、**行動を変えていくと性格も変わる**のです。

そこで、アクティブグループでは、「今週は、この四つをやろう」、次の週は「この二つはできるようになったから、こちらの二つに入れ替えて四つにしよう」「一つだけほかのものに変えよう」など、週ごとに変えてもいいので、毎週四つずつ、意識してやってもらいました。

15週間後にパーソナリティテストを行なったところ、内向的な人が外交的になり、神経症的傾向が高い人のメンタルが上がったことがわかりました。

では、どんなアクティビティをすればいいのでしょうか。

この実験で、「これは効果があった」という答えが出たもの、つまり科学的に実証された

ものを二つ紹介します。

一つ目は、これです。

「朝、目が覚めたときに、『今日は楽しい行動を選ぶように心がけよう』と自分に言い聞かせてください」

「え？」と思いますよね。私も目を疑いましたが、当たり前に見えるこの文言こそがカギなのです。

「楽しい行動をしよう」ではなく、「今日は、楽しい行動を、選ぶように、心がけよう」、つまり、ふだんは楽しい行動も選択肢にあるのに、メンタルの弱さがゆえに楽しくない行動をわざわざ選んでしまっているけれども、「より楽しい！」と思える選択肢を、人の目を気にしたり

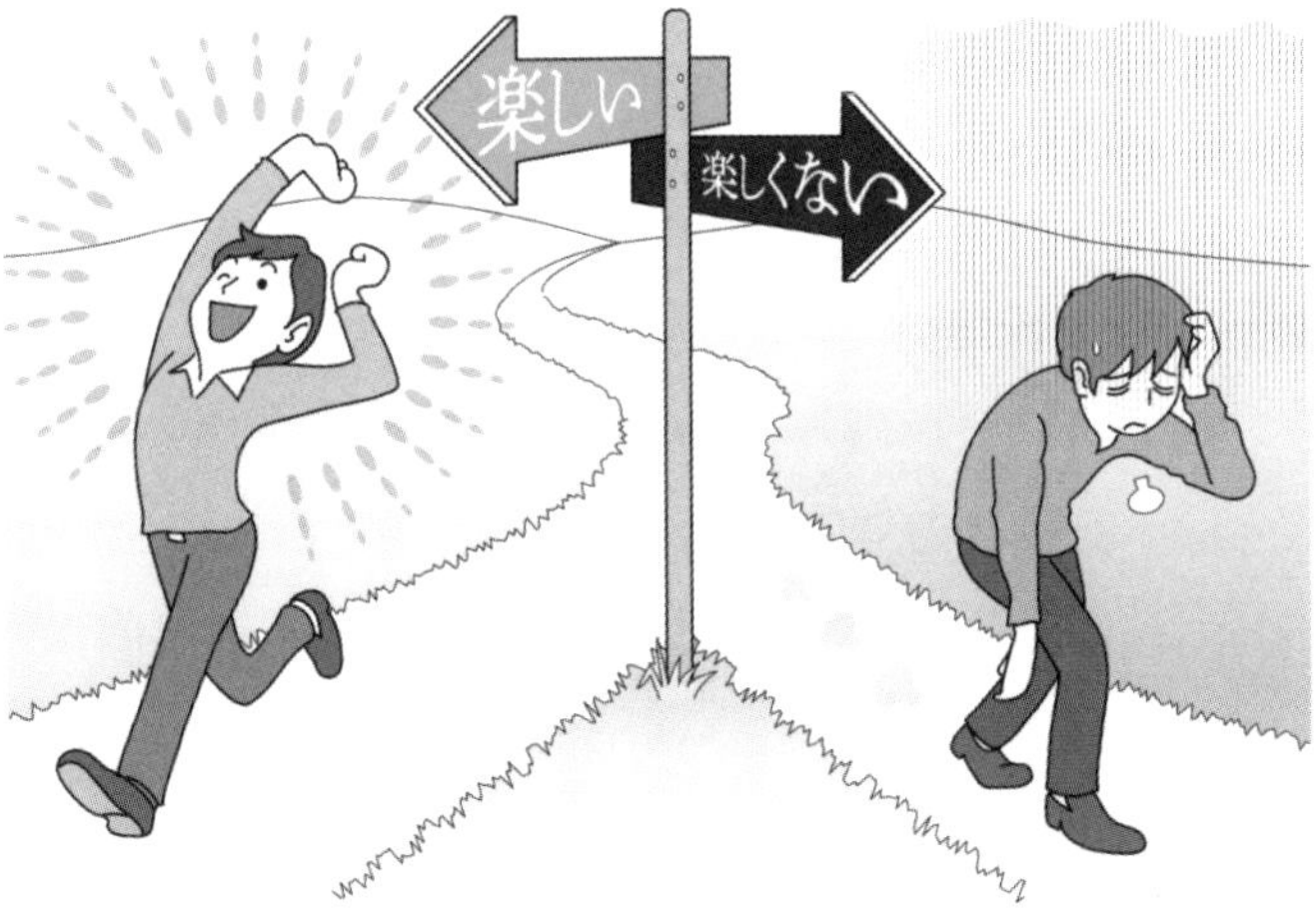

せずに自分で選択しようということです。

たとえば、会社の仲間で飲みにいったとき、「とりあえずビールの人？」と聞かれて、べつにビールが飲みたいわけではないのに、無意識に手をあげていませんか。

あるいは、みんなでランチに行って、「食後はコーヒーか紅茶か」と聞かれたとき、ほんとうは紅茶を飲みたいのに、みんながコーヒーだったから、「自分もコーヒーで」と言ったことはありませんか。

これは、どちらもメンタルの弱い人たちの特徴といえます。

目の前に、自分にとって楽しい選択肢があるとわかっているにもかかわらず、人の目を気にしたり、ほかの人を気遣ったりするあまり、わざわざ無駄に譲っているのです。こうした、無駄だとわかっているつまらない行動をとるのはやめようということです。

さらに、朝、「楽しい行動を選ぶように心がける」と自分に言い聞かせることには、もう一つ、大切な役割があります。

メンタルの弱い人やうつになりやすい人は、朝起きたときに、

「今日は何か嫌なことが起こりそうだな」

「今日は何かしんどいことが起こりそうだな」

などと、ネガティブ要素を考えがちだからです。

こんなことを考えると、認知能力が落ちて、頭の働きが悪くなるだけです。

呼吸がメンタルを変えるわけ

さて、効果があった方法の二つ目は、

「何かつらいことがあったときには、深呼吸をしましょう」

というものです。

「え、これも当たり前じゃないの」と思いますよね。

私たちは、意識的に体を動かすことができますが、心臓の動きや血液の流れ、体温などは自分でコントロールすることができません。これらは無意識にコントロールされているからです。でもそのなかで、意識と無意識の両方にかかわるものがあります。それが呼吸です。

そこで、**呼吸をコントロールすることによって、人間のメンタルを変えることができるのではないか**という説が数多く存在しています。つまり、何かつらいことがあったときの

「深呼吸をしましょう」というアドバイスは、シンプルながら、メンタルを変えるために非常に効果的だということです。

ストレスを感じたときに、2~3分、少し落ち着いてゆっくり深呼吸をするだけでストレスが半分くらいになることが、研究によってわかっています。それほど、人間の呼吸は重要なのです。

深呼吸をすると緊張が解けることは、誰でも知っています。でも、実践している人は意外に少ないようです。これは非常にもったいないと思います。

緊張しているときの深呼吸は、吐くところから始めてください。人間は**息を吸っているあいだは交感神経が働くので緊張しますが、息を吐いているときには副交感神経が優位になるのでリラックスできる**からです。

ですから、緊張でガチガチになっている人に、「はい、大きく息を吸って~」と指示をすると、よけいに緊張して過呼吸になったりします。

ふ~っと全部息を出しきると、あとは肺に自然に空気が入ってきますから、緊張しやすい人は、まずは全部息を吐いたほうがいいのです。こうすることで、緊張がほどけやすくなります。

さらに、吸う時間と吐く時間の比率も非常に大事です。吸う時間が緊張、吐く時間がリラックスですから、「スッ」と吸って**「ハァ〜〜ッ」とゆっくり吐く**ようにします。

逆に、朝起きたときや、**気合を入れたいときには、吸う時間を長く**してください。「スゥ〜〜ッ」と吸って、「ハッ」と吐くようにすると活力が湧いてきます。

このように、自分のメンタルをコントロールするためにも、呼吸をうまく使いましょう。

誰もが呼吸が大事だということはわかっていると思います。その呼吸を意識して行動を変えていくだけで、メンタルの弱さも変わっていくのです。

人間は、「この行動にどんな意味があるのか」

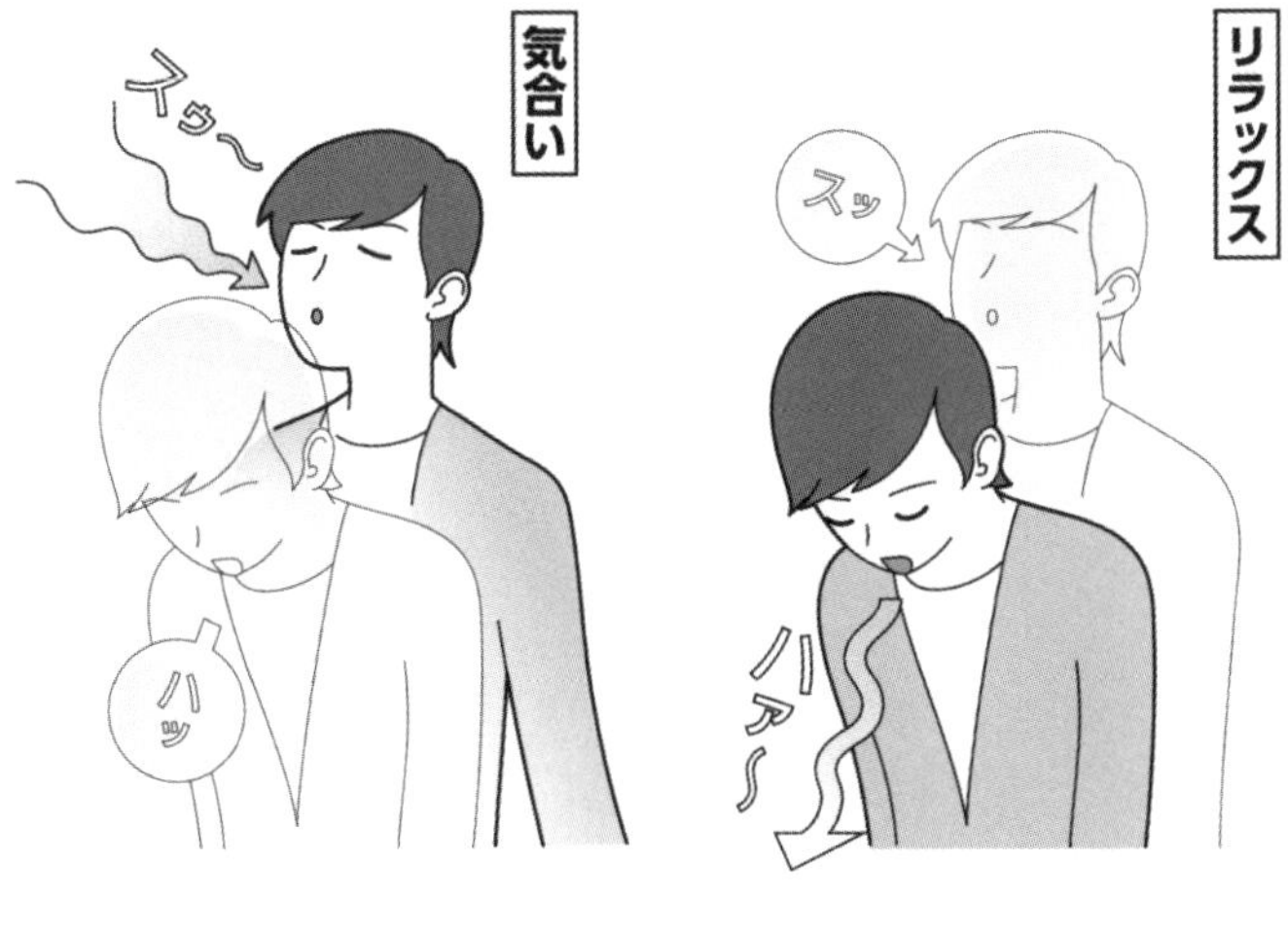

「どんな効果があるのか」をわかっていないと、行動からの効果を十分に得ることはできません。

みなさんも、**15週間、呼吸を変えたり意識したりするだけで性格が変わってくる**ことを、ぜひ覚えておいてください。

自分に対して思いやりや共感をもとう

みなさんは、「もっと自信をもて」とか、「自信をもてば、すべてうまくいく」というアドバイスを受けたことはありませんか。

じつは、最近の心理学では、結果として、自信をもったりポジティブになったりするのであれば問題はないけれども、自信をもとうとか、ポジティブになろうと思って何かをすることは、実際にはネガティブな効果しかもたらさないといわれています。

つまり、自信やポジティブ思考は、自分のメンタルがよくなったり、自分の行動の結果として付随してくるものであって、それ自体をめざすべきではないということです。

では、私たちは、何をめざせば、結果的に仕事や人間関係がうまくいき、自信をもつことができるのでしょうか。

いちばんのポイントは、**自分をいかに受け入れられるか、自分を責めずに、自分に対して思いやりや共感をもてるか**、ということです。この能力が低いと、自分を責めすぎて、何事もうまく進まなくなります。自分を責める行為は、あらゆる面でいい結果をもたらさないことを肝に銘じておきましょう。

自分に甘いのはよくないという人もいますが、これは、「次にやれば大丈夫」などと先送りするように自分を甘やかすことではありません。自分を責めずに、「認める」ということです。実際に、自分を認めることができている人のほうが、能力も高くなりやすいことがわかっています。

うまくいかなかったとき、ダメな考え方をする人には、次の二つのパターンがあります。

❶ 自分に厳しすぎて、自分を無駄に責める人

意志が弱く、ダメな人間だと自分を責めて、もっと自分に厳しくしなければならないと考え、うまくいかないことがあると、自分に対してさらに難しいことを義務づけようとする人です。

たとえば、80の成果を出そうと思ってやったのに、50の成果しか手に入らなかったとします。そうすると、なんて自分はダメなんだと自分を責めたあとに、次は120をめざそうとしたりするのです。その結果、どんどん自己嫌悪がたまっていきます。

❷ 自分に甘すぎる人

自分に甘い人は、80をめざして50しかできなかったときに、今回はたまたまうまくいかなかっただけで、とくに何かしなくてもこのままでなんとかなるだろうと考えます。まずい現実からは目をそらし、対策をとろうとしないので、その先には進めません。

では、自分を受け入れる能力が高い人はどうかというと、自分に厳しすぎる人と甘すぎる人の中間くらいの考え方をします。

まず、自分が目標とするところに達することができなかったという事実を受けとめます。ただ、「自分がダメな人間だから」と責めるのではなく、「人間誰しも完璧ではないので失敗することはある」と考えます。

次に、「目標に達することができなかったのには理由があるはずだ」と考えます。80という目標が高すぎたのかもしれない、60や70なら大丈夫なのではないか、いろいろ試みれば必ず道は開けて、ちゃんと対策することができれば、すぐには無理でもいずれ目標に達することができるはず、だからがんばろう、と思うことができるのです。

つまり、**自分にやさしい言葉をかけて、前に進むための励ましを与える**わけです。無駄に自分を責めない人は、人生もうまくいきやすく、大きな成果を手にすることができます。

自分に甘く、現実から目をそらし、何の対策もしないのは問題外ですが、現実を受け入れず、もっと厳しくやってさらにがんばろうと、ただがむしゃらにつき進むのはナンセンスです。

とはいえ、自分を責めることなく、現実を受け入れるのはけっこう難しいものです。そこで、無駄に自分を責めることをやめる「マインドセット」（092〜096ページ参照）を紹介しましょう。

「自分はそんなにネガティブにはなっていない。自分を責めたりしていない」と思う人もいるかもしれません。

たしかに、すべての面で自分を責める人は少ないですが、たとえば、仕事においては自分を責めてしまう、恋愛においては自分を責めてしまう、過去に対しては厳しい、というように、一部に関して厳しい人は多いものです。
ここからは自分自身について、しっかり考えながら読み進めてください。

自分を責めないためのマインドセット

❶「失敗は学習」ととらえる

人間は、失敗したときのネガティブな感情によって、記憶が刻み込まれることがわかっています。ですから、失敗をどうとらえるかによって、自分を責めるかどうかも変わってきます。

まず、失敗＝学習だと思ってください。私たちは、何かを失うときにしか学ばないからです。失敗により学習という対価を手に入れるのか、成功により報酬という対価を手に入れるのか、このどちらかだと考えてください。

繰り返しますが、**失敗は学習です。損ではないのです**。

成功は学びにはなりません。人間は、成功したときやうまくいったときには、その理由を特定することが難しいからです。ですが、失敗した理由はわかりやすいので、それを理解し、改善していくことが、私たちにとっての学習になります。

失敗することなく成功しつづけて、報酬や成果だけを手にしてきた人は、学習していないので、報酬が手に入らなくなるとそこから先に進むことができず、挫折に弱い人間になります。

つまり、私たちは失敗しないといけないのです。失敗しないというのは前に進んでいないことであり、失敗したというのは学ぶ方向に進んでいることだと理解してください。**失敗することでしか前に進むことはできないし、失敗を受け入れられるメンタルをもたないかぎりは、私たちに成長はありえない**のです。

もちろん、うまくいっていることは維持すべきですし、打ち捨てる必要はありません。うまくいっている仕事が10の労力で10の成果を出しているとしたら、10の成果を保った状態で労力を9、8、7、6と減らし、その空いた分で失敗するかもしれない新しいチャレンジをしましょう。それによって、学習と報酬を担保できるようになります。

❷ 自分と他人を比べない

次は、自分と他人を比べないことが大事です。なぜなら、あなたはその人ではないからです。比べる意味もありません。カレーと寿司のように、まったく違うものを比べても意味はないのです。

私たちは、他人のことはよく見えるのに、自分のことになると客観的に見ることができません。**無駄に自分を責める人は、自分自身にいいところも才能もあり、成果も出しているのに、そうした自分を客観的に見られない状態で他人を見る**ため、相手のほうが自分より上だととらえてしまうのです。それによって、よけいに自分を責めることになります。

自分と他人を比べるのは、無駄に自分を責めることにしかなりません。他人と比べるのではなく、**過去の自分と比べて前に進んでいる、挑戦できているということを確かめる**ことが大事です。

そうすることで、過去の自分と比べてプラスの方向に進んでいけます。人間は年齢を重ねるほど知識や学びが増えていくので、たとえいまの自分が失敗しても、過去の自分よりは後悔を知っているし、調子に乗ってはいけないこともわかっています。ですから、着実に前進していると思えるのです。

前回よりも、昨日よりも、少しだけ前に進んでいればそれでＯＫなのです。

❸ 正解は一つではないと考える

何かをするときに、正解は一つしかないと考えると、その方法で失敗したら、その正解にたどり着けなかったら、もう終わりだと思うことになります。

でも、正解は一つではありません。

たとえば、人生のステップにおいて、進学するなら一流大学でないとダメ、就職するなら大企業でないとダメ、年収は◯千万円以上でないとダメ、女性は30代のうちに結婚しないとダメ……といった具合に、「これ以外は不正解」と考えること自体がまちがっています。

何かを達成するためには、無限の方法があります。

みなさんが、これから将来に向かって新しいことをしていくのであれば、なおさら正解は一つではありません。いま、みなさんに見えている、あるいは正解だといわれている答え以外の正解を見つけなければ、成功することはできないのです。

複数の正解を導き出すことが、現代においては強みになります。

ですから、**いろいろな夢を達成しようとするとき、私は必ず三つ以上の方法を考えます**。やっていくなかでダメになる場合もありますが、三つあれば、次を試しているあいだに、ほかのことを考える余裕が生まれるからです。

これからは、いろいろな正解を見つけていくことが、さらに非常に重要になります。ほかの人が思いつかない正解をいくつ探せるか、というゲームだと考えてみましょう。

減らすと人生が変わる五つの「超常刺激」

いま巷《ちまた》では断捨離やミニマリズムがはやっていますが、人によって減らすべきものは当然、違います。ただ、科学的見地から、すべての人が減らしたほうがいいものがあります。減らすことで人生にいちばん大きな変化が起こるのが「超常刺激」です。

現代人の脳は、狩猟採集民だったころとたいして変わっていません。にもかかわらず、**急速に文明を発展させてきたことにより、人間の脳が対処できない刺激が多く生まれた**といわれています。

それが「超常刺激」で、現代は、超常刺激にさらされすぎているため、脳が必要以上に興奮し、休まるタイミングがなくなって、うつになったりメンタルが落ち込んだりするのではないかと考えられています。

しかし、こうした刺激をすべてなくすことは難しいので、自分でコントロールできるところから減らしていくことが重要です。

まず、代表的な超常刺激を五つ紹介しましょう。

❶ ジャンクフード

ハーバード大学のディードリ・バレット教授は、その著『加速する肥満』（小野木明恵訳、NTT出版）のなかで、人間は超常刺激によって脳やメンタルが壊れ、太ったり不健康になったりするのではないか、と述べています。その代表的な食品がジャンクフードです。

塩分や脂肪、糖質など、人間が進化の過程においてなかなか摂《と》ることができなかったものを詰め込んだジャンクフードを減らせば、人生は変わるといえます。

ちなみに、**ジャンクフードやファストフードのロゴを見ると、人間は無意識に時間的な焦りを感じ、目の前のことを楽しめなくなって人生の満足度が下がる**ことがわかっています。ですから、ジャンクフードのロゴを見ないようにするだけでも、人生が変わります。

❷ インターネット

インターネットはあらゆる情報にアクセスできるため、脳はつねに興奮状態になります。

人間の脳は未知への刺激に敏感なので、たとえば、大した用件ではないメッセージの通知音でさえも無性に気になります。ですから、現代の私たちにはゼロにすることは無理かもしれませんが、時間を決めるなど、上手にコントロールすることが大事です。

人間はコミュニケーションをするように発達してきた生き物ですから、**コミュニケーションに関する刺激にはとても敏感で弱い**といえます。人と一緒に遊んでいるときには朝まで起きていられるのに、家で一人で本を読んでいるとすぐに眠くなるのは、コミュニケーションによる刺激を受けないからです。

こうしたコミュニケーションツールとしてSNSやメールなどのネットを使いすぎると、そちらにすべての注意をもっていかれて危険なものになるので、使う時間を決めることをおすすめします。

❸ ポルノ

イギリスのケンブリッジ大学の研究によると、ポルノにはまっている人の脳はドラッグ中毒者の脳とほとんど同じような状態に変化していることがわかっています。**超常刺激であるポルノにより、脳の神経が変わって依存症のようになる**ということです。

ドーパミンが過剰に分泌されるため、麻薬と同じようにどんどんのめりこんでしまうのでしょう。

ちなみに、ドーパミンは快楽を与える物質と思われていますが、じつは、快楽ではなく「期待」のホルモンです。ドーパミンが出ると、期待ばかりが生まれ、その先の喜びにはいつまでたってもたどり着きません。そのため、永遠に求めるようになり、結果的に、その先には絶望しか待っていないということになります。

④ブルーライト

パソコンやスマホのブルーライトは自然界にはない刺激で、これが超常刺激となり、睡眠の状態を崩します。日中にブルーライトを浴びれば、太陽光と同じでモチベーションが上がりますが、夜に浴びると睡眠の質が低下するので、自分でうまくコントロールする必要があります。

⑤テレビ、ゲーム

テレビやゲームも人工的なもので、はまりやすい刺激のため、気をつけたほうがいいといえます。ある程度、時間を制限するなどしないと急速にはまってしまいます。

では、すでにこれらの超常刺激にはまっている人、中毒になっている人は、どうすればいいのでしょうか。

こうした依存傾向は、結局、セルフコントロール能力の問題です。自分の意志の力である程度はどうにかなるものですから、セルフコントロール能力を鍛えることが大切です。

セルフコントロール能力を**いちばん簡単に鍛えることができて、見た目も変わり、超常刺激の問題をすべて解決することができるのは運動**です。とはいえ、長時間、つらい運動をするのはなかなか続かないので、短時間でできる簡単なものから始めましょう。

運動を続けることで体型も変わって疲れにくくなるうえ、メンタルが強くなったり自尊心が高まったりする効果も期待できます。

第3章

思い込みをやめて、心をリセット

挫折を力に変える方法

私は順調な人生を歩んできたように思われがちですが、じつは、これまで普通の人よりかなり多くの挫折を経験してきました。何回も挫折したあとに、ようやく安定した状態になったのです。

挫折したときに、それを「どうとらえるか」「どう乗り越えるか」によって、その後の人生が変わってきます。

みなさんがこれから体験するかもしれない、あるいは、これまでに体験した挫折やトラウマを乗り越える方法を見つけるきっかけにしてもらうため、私がどんな挫折を経験し、それをどう乗り越えたかをお話ししたいと思います。

もし、みなさんがほかの人とは違う生き方をしたい、自由な生き方をしたい、でも、ある程度お金も稼ぎたいと思うなら、よくも悪くもリスクをとらなければなりませんし、そこには必ず挫折が発生します。

でも、**挫折から学ぶ姿勢があれば、長期的に見て十分に取り返すことができます**。これは「教訓」と言い換えてもいいかもしれません。自分がどのような状況で挫折や失敗をしたのか、つまり**「自分がどのような世界にいたときに起こったのか」を考えることが、非常に大事**なのです。

私の人生における挫折は、大きく、「子供のころ」「大学入学前後」「社会に出てから」の三つに分けることができます。

第一の挫折は、子供のころのいじめです。

コミュニティから否定され、拒絶されるといういちばんキツい状況ですが、いま思えば、最初にこれを体験したのはよかったと思います。これよりひどい挫折は、その後の人生でも起こりませんでしたし、このときに獲得した能力がいまでも役に立っているからです。

いじめられたとき、「見返してやろう！」とがんばる人がいます。私自身もそう思っていました。でも、実際にはそれができないのです。

集団の中で拒絶されるというのは、その集団にそぐわないからです。その集団のなかで認めてもらいたければ、集団の慣例に従うか、都合のいい歯車の一つになるか、迎合するしか方法はありません。

つまり、反撃してやろうと思うなら、その集団から潔く出ていくか、もしくは、その集団を乗っ取る方法を虎視眈々《こしたんたん》と考えるかのどちらかしかないのです。

第二の挫折は、大学受験の失敗です。

高校生のころの私は、「東京大学以外、大学ではない！」とまわりに言い、学校の授業は耳栓をして受け、予備校に通っている人たちを、「みんなと同じ授業を受けて差をつけられるわけがないだろう」とバカにしつつ、自分で参考書を買って勉強していました。

それで東大に受かったのならともかく、落ちました。慶應義塾大学への進学を決めたものの、入学式のときの私は、「自分は挫折して、精神力のなさで一浪する勇気もなくここに入ってしまった」と考えていました。自分の目標を下げたという意味で、私にとって非常に大きな挫折を味わったのです。

サークルや楽しそうな集まりで盛り上がる周囲をよそに、「挫折した自分は、何か人と違うことをしないと人生終わったも同然だ」と思っていたのですが、このときに学んだことはたくさんありました。メンタリストになったきっかけも、ここにあったといえます。

第三の挫折は、社会に出てからの人間不信と仕事の放棄です。

普通の人より勘が鋭く、人の表情なども推定できるメンタリストの目から見ると、テレビの世界は人間不信の温床のように感じられました。視聴率がとれないとプロデューサーからゴミのように扱われますが、視聴率がとれるようになると手のひらを返してすり寄ってくる世界だからです。

権力の行使があればそこにはいじめがあるし、上下関係があれば必ず不合理が生じるものだと学びました。そして、人間不信になり、仕事を放棄するところまでいってしまったのです。

ちなみに、仕事の放棄に関しては、「積極的無責任」といういい言葉があります。大きなことや、ほかの人にはできないことを成し遂げようと思うなら、よけいな約束や業務にかかわっている時間はありません。

ですから、まわりに、

「自分は無責任だから、約束を守れるかどうかわからない」

「そんな責任ある役職は引き受けられない」

と発信しておくことが大切です。

アインシュタイン以上の天才ともいわれるアメリカの物理学者リチャード・ファインマン博士の名言を紹介しましょう。

「自分は無責任だから責任ある仕事はできないと言い切ることによって、よけいなものをすべて放棄し、自分のやるべきことに集中することができて、はじめて大きなことが成し遂げられる」

うちの会社はそんなことを言える雰囲気ではない、という人もいるかもしれません。でも、そうした立場を選んだのは過去の自分です。

自分が過去に選択したことでいまがあり、いま自分が決断すれば、いくらでも未来は変えられる、と考えることが大事なのです。

私自身、そう考えて行動してきたことが、自分の人生を決めたのだと思っています。その結果、いままで重ねてきたすべての挫折が、私を守る力になってくれています。

挫折を「乗り越える」のではなく、挫折から「利益を得る」というところまで考えてください。**トラウマや嫌な過去は乗り越えるのではなく、それを利益につなげることが大事な**のです。

トラウマというのは、「そこに意味を見出《みいだ》すことができなかった過去」です。ですから、「意味を見出して自分の力に変える」ことができさえすれば、それは一生、みなさんを守る〝ガーディアン〟になってくれます。

必死にがんばってもなぜか成功しない理由

ねばり強くコツコツがんばっているのに成功しない人がいます。なぜでしょうか。というより、そもそも、コツコツがんばることはほんとうに大事なのでしょうか。

ちょっと前に、アメリカのペンシルベニア大学で心理学を教えているアンジェラ・ダックワース教授の『やり抜く力　GRIT《グリット》』（神崎朗子訳、ダイヤモンド社）という本が、海外でも日本でもはやりました。GRITとは、ねばり強くがんばる力のことです。

では、ただコツコツがんばればいいのか、それとも、コツコツがんばる力は必要条件であって十分条件ではないのかといえば、ねばり強くがんばること自体はとてもいいことですが、それだけでは人生は成功しないといえます。

むしろ、最新の研究では、**ねばり強くがんばる力「しか」ない場合は、仕事への満足度が低下したり不幸になったりする場合がある**、という恐ろしい事実がわかっています。

もともと、『やり抜く力　GRIT』は、「ねばり強くがんばる能力が成功を左右する」という仮説を立ててGRIT論を展開したものです。

ＧＲＩＴについてはさまざまな研究がありますが、どれも賛否両論で、効果が出ている場合と出ていない場合があります。子供が物事をコツコツやり抜くＧＲＩＴの能力を測ったら未来の成功を予見できた、という研究もあれば、逆にほとんど関係がなかったという研究もあるのです。

とはいえ、コツコツまじめにがんばる性格で誠実性が高い人のほうが成功するということは、多くの分析で確認されているので、これ自体はまちがいありません。

そこで、「コツコツがんばること以外に必要な条件があって、その二つがそろったときにはじめて成果が出るのではないか？」と気づいた人がいます。

もう一つの条件がある場合とない場合で、ＧＲＩＴの力がいい方向に働くかどうかが変わるのではないか、「やり抜く能力」にプラスアルファの条件が必要なのではないか、というわけです。

これを調べたのがアメリカのコロンビアビジネススクールで、ＧＲＩＴの研究結果がバラバラであることへの問題意識から出発しています。

被験者は422人のビジネスパーソンで、従来からあるテストを行ない、全員の「コツコツやり遂げる能力」を測りました。さらに、仕事へのやりがいを数値化するテストによって、全員の仕事に対する情熱レベルも測定しました。

そして、その数値を、被験者それぞれの仕事の結果やパフォーマンスと比較します。要するに、「コツコツやり抜く力が大事だけれど、そこに仕事に対する情熱がないと成果に結びつかないのではないか」という仮説を立てたわけです。

やりがいや情熱がなくても、目の前の仕事をただコツコツ続けることはありますから、やりがいも情熱もなく続けているだけの場合とは分けて考えよう、ということです。

結果としては、予想どおり、**「ねばり強くやり抜く能力」と「やりがいや情熱」の両方をもっている人だけが高いパフォーマンスを発揮**していました。逆に、「ねばり強くやり抜く能力」しかない場合は、パフォーマンスが下がるケースさえあったのです。

社会に出ると、「与えられた仕事は義務だから、やりたくなくてもまじめにやりなさい」「コツコツ取り組める人こそ社会人としてマトモであり、成功する」と言われ、同じ仕事をやりつづけることがあります。でも、そこに情熱がない場合、会社に都合よく使われて終わることが多いのです。

裏を返せば、「そのようなねばり強さはもっているけれど、会社にいいように使われている」という人は、自分自身が情熱を感じられる仕事を見つけることができれば、大きな成功をつかむ可能性があるといえます。

この研究はビジネスパーソンを対象にしたものですが、248人の学生を対象に行なった調査でも同じような結果が出ています。やはり、「ねばり強くやり遂げる力」と「勉強に対する情熱」の両方がセットにならないと、高いパフォーマンスは引き出せないということです。

では、その情熱を、どうやって見つけるのかです。じつは、物事を続けていく段階でやりがいが生まれ、情熱が感じられるようになることがわかっています。ですから、最初はあまり情熱が感じられなくても、とりあえずは続けてみることが大切です。

もちろん、ただ「続けろ」と言われても難しいと感じる人もいると思います。そこで、簡単にやりがいが感じられるようになるテクニックを紹介しておきましょう。

それは、やりがいを増やそうと考えるよりも、「やったことがないことに挑戦する」というものです。これは「チャレンジ・シーキング」(挑戦を求める)という、仕事を楽しくするテクニックの一つで、**新しいことに挑戦しようと考えるとモチベーションが上がる**という考え方です。

毎日、同じことを続けていると、誰でも飽きてモチベーションが下がります。ですから、一定期間続けるためにも、チャレンジ・シーキングを取り入れてみてください。**やればできることをプラスしていくと、得られるものが多くなります。**

「努力が報われない」を突破する方法

自分は努力しているのに報われない、と嘆く人は多いと思います。

では、努力すればほんとうに報われるのかといえば、当たり前ですが、そうとはかぎりません。にもかかわらず、なぜ、私たちは「報われない」と思うかというと、努力に期待しすぎているからです。

もちろん、努力することは大事です。継続的な努力をすることも大事ですし、試行錯誤するなかで手応えを感じた部分について努力するために、リソースや時間、お金を投入することも大事です。

ただ、努力至上主義になってしまうと、実際には方法がまちがっているだけなのに、とりあえずもっとがんばるんだとばかりに、そのまちがった方法を一生懸命繰り返すことになるのです。やり方がまちがっていることには目を向けず、もっとがんばれば道が開けるのではないかと考える人がいるわけです。

でも、こうした考え方は、むしろ有害です。いろいろ試しているなかで、報われたように感じるとか、手応えがあった部分を効率的に努力すべきで、報われない部分に関しては、それを受け入れたほうがいいのです。

もし、みなさんが、報われないけれど努力をしているという状況なら、いったんその努力をやめてみましょう。そして、自分を受け入れ、自分のできるレベルの努力でどこまでやれるかを探すほうがはるかにいいと思います。

いま自分がうまくいかないのは、努力が足りないのではなく、「環境や現実を受け入れきれていないのではないか」と考えることです。

つまり、努力が足りないのではなく、「努力を投入しているところがおかしいのではないか」と考えてみるのです。これは、たとえば、マイナスドライバーを使うべきネジをプラスドライバーでまわそうとして、うまくいかないのは根性が足りないんだとばかりにドライバーでガンガン叩いてマイナスをプラスに変形させようとするのと同じです。

報われない努力を続けるよりも、環境を受け入れるほうが大事なのではないかということを検証した、アメリカのジョンズ・ホプキンス大学の研究があります。

この研究では、500人の参加者に対してアンケート調査を行ない、二つのポイントについて調べています。

●人生に対してどれくらい幸福を感じているかという幸福度
●一次的コントロールと二次的コントロールのどちらを使うことが多いか

一次的コントロールと二次的コントロールは、社会心理学の用語です。

一次的コントロールとは、困ったことや嫌なことがあったときに、自分の努力によって環境を変えようとする、努力至上主義の人がやっているコントロールです。

二次的コントロールとは、環境ではなく自分をコントロールするものです。嫌なことやつらいことがあったときに、それをなくそうとするのではなく、自分のとらえ方を変えて適応しようとします。

たとえば、面倒で嫌な仕事がきたとします。一次的コントロールの人たちは環境を変えようとするので、その嫌な仕事をもってきた上司や会社、あるいは社会と戦おうとします。

一方、**二次的コントロールの人たちは、嫌だなと感じる自分の感覚を変えることができ**

れば気分がよくなるだろうし、自分に成長をもたらしてくれる試練にちがいないと考えて、自分を適応させようとします。

つまり、努力や行動によって、自分ではなく環境を変えようとするのが一次的コントロール、自分を変えてあわせようとするのが二次的コントロールです。

なぜ、この二つのポイントをあげたのかというと、まず、幸せを感じているかどうかを調べ、さらに、ふだん、一次と二次のどちらのコントロール方法を使うかを調べれば、どちらのほうが幸せかわかるからです。

私たちは努力をするために生きているのではなく、幸せになるために生きているはずであり、幸せになるために努力があるはずです。ということは、どちらのコントロール方法を使ったほうが幸せになれるのかがわかれば、もっと前に進むことができて、しんどいこともできるだけ減らせるのではないか、ということを考えたわけです。

その結果、一次的コントロールも二次的コントロールも、どちらも幸福感を増すために役に立つことがわかりました。

ただ、一次的コントロールは諸刃《もろは》の剣《つるぎ》で、不幸感をアップする効果もあることが確認されています。幸せになれる場合もあるけれども、環境や相手を変えようとして変えることができないと、努力したのに報われないという挫折感によってマイナスの効果を受け、不幸になる可能性があるわけです。

一方、二次的コントロールには、こうしたマイナス面はありません。幸福度の減少とはまったく相関がなかったのです。

つまり、一次的コントロールによって自分の可能性にチャレンジしていくことは大事ですが、それは二次的コントロールがしっかりできていることが前提になります。まわりを変えようとするよりも、まずは自分を受け入れ、自分を変えて環境を受け入れ、それから自分にできる範囲内の努力をしていくことが大事なのです。

自分の力で変えられるもの、変えられないものを見分ける

努力至上主義の人たちは、周囲に無理難題を押しつけたり、部下にとうてい無理な営業目標を背負わせて苦しめたりします。一次的コントロールを強制すると、相手を傷つけることにしかなりません。

このように、一次的コントロールで自分以外のものを変えようとすると失敗したときの

マイナス面が大きいので、自分を変えて受け入れていくという二次的コントロールのほうが有利ではないかということが、ジョンズ・ホプキンス大学の研究で示唆《しさ》されたわけです。

では、どう使えばいいかというと、全部受け入れるのではなく、まずは、一次的コントロールを軽く使ってみるようにしてください。

たとえば、私は、学生のころから本を読むだけで生きていきたいと思っていましたが、いきなりそうしようとしても難しいので、できる範囲で少しずつ仕事を減らしていこうとか、本を読む量を増やし、本から得た知識を使って何ができるかなどを考えていきました。これが自分でできるレベルの一次的コントロールです。

とはいえ、ある程度有名になって認知されないと、私が何か発信しても誰も聞いてくれません。そこで、自分の現状を受け入れ、テレビに出てパフォーマンスをすることで、少しずつ変化に結びつけていったのです。

このように、自分の力で変えることができるものは一次的コントロールでいいのですが、変えられないものには二次的コントロールを使うようにします。

つまり、自分の過去に対するネガティブな感情や他人のことなどについては、二次的コントロールを使うのです。

二次的コントロールとは、**ただ単純に環境を受け入れるのではなく、自分の過去の経験やネガティブな感情を再評価し、自分の力に変えていく**ことです。二次的コントロールのうまい人は、過去の状況や失敗から多くのことを学ぶ能力も高いといえます。ですから、二次的コントロールを練習するといいのです。

たとえば、上司との関係がうまくいっていない人が上司に怒られたときに、一次的コントロールばかり使おうとすると、自分の能力が足りないから怒られるのだと自分を追いつめ、うつになったりします。

そうしたときに、「それは上司が悪いんじゃないの?」と言われると、冷静になって考えることができ、上司のモラルハラスメントではないかと気づけます。そして、**その状況を受け入れると堂々とふるまえるようになり、メンタルが安定することで仕事の質が向上**し、落ち込むこともなくなって、上司から怒られる回数が減ったという研究もあります。

このように、両方を組み合わせて使っていくことが大事なのです。

これについて、みなさんに紹介したい言葉があります。アメリカの神学者・倫理学者ラインホルド・ニーバーさんの「ニーバーの祈り」という詩の一説です。

「神よ、変えることのできないものを受け入れる冷静さを我に与え給え、変えることができるものを変える勇気を我に与え給え、そして、それらを見分けるための知恵を与え給え」

見分けるための知恵は、科学が与えてくれます。

不安や緊張がとまらないときの脱出法

大勢の人を前にして話をするとか、大事な面接の前などに不安や緊張を感じたとき、「肩の力を抜いて、もっとリラックスしましょう」と言われたことはありませんか。

でも、それはいちばんダメな対処法です。アメリカのハーバードビジネススクールの研究によると、**不安や緊張を感じたときに、いいイメージを思い描いて落ち着こうとしたり、リラックスしようと意識したりするのは逆効果**であることがわかっています。

緊張している状態で、無理やりリラックスしようとすると、「シロクマのリバウンド効果」に近い現象が起こり、悪い結果のほうにどんどん引き寄せられてしまうからです。

シロクマのリバウンド効果とは、ハーバード大学の社会心理学者ダニエル・ウェグナー教授の研究によるもので、

「シロクマについていては決して考えないようにしてください」

と言われると、逆にシロクマのことが頭に浮かんで考えずにいられなくなるというものです。**人は何かを考えないようにしようとすると、かえってそれを考えてしまうのです**。

人間が不安や緊張を感じているときというのは、失敗しないように気を張って観察能力が上がり、神経が研《と》ぎ澄《す》まされている状態です。

ですから、無理に緊張や不安を忘れようとすると、逆に、シロクマのリバウンド効果に近い現象が起こり、さらに不安や緊張が強まるのです。

不安や緊張はネガティブな感情だと思いがちですが、じつはそうではありません。

前にもお話ししましたが、不安は、私たちに先のことへの準備をうながすもので、不安があ

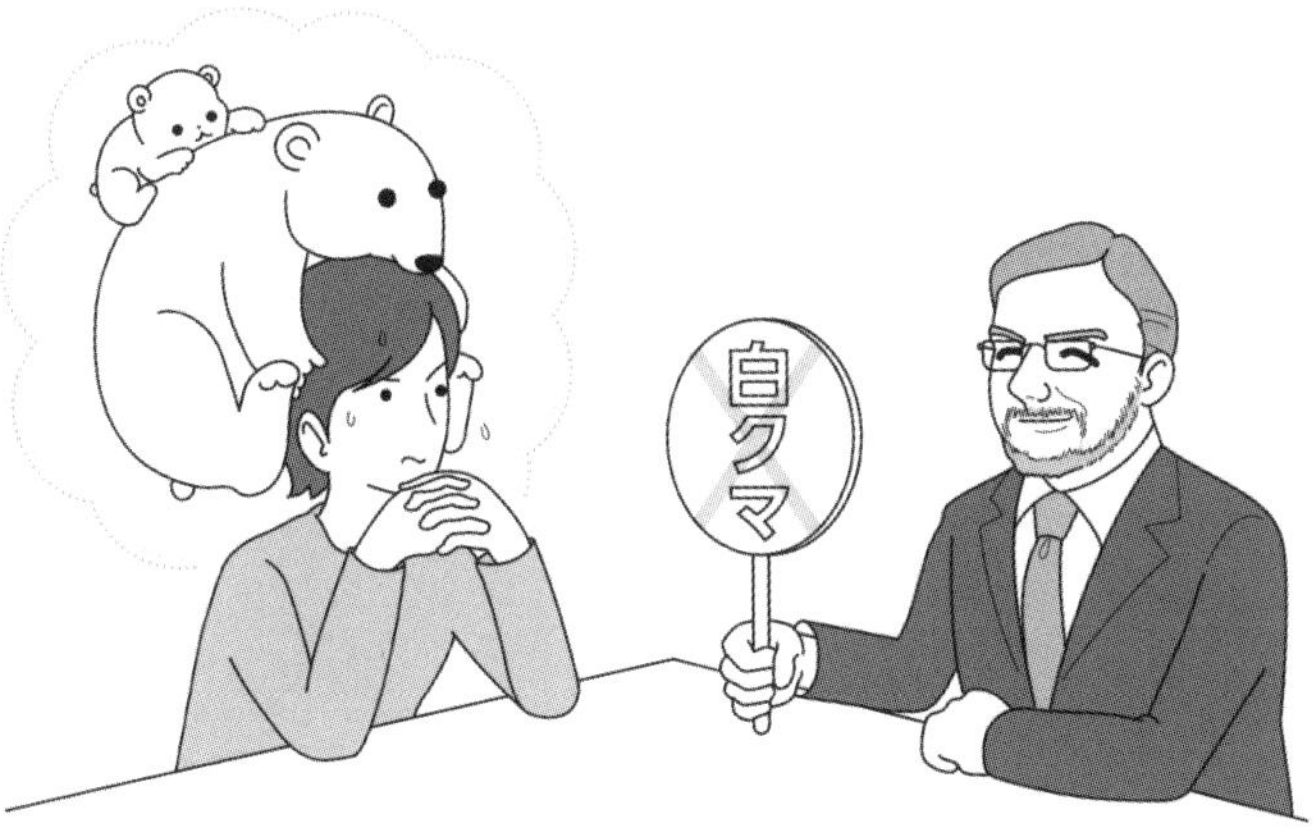

るからこそ、どうやったら問題なくやれるだろうか、何が足りないのだろうか、と一生懸命考えるのです。

また、緊張は研ぎ澄まされた集中力を生み出します。

そんなときにリラックスしようとすると、せっかくつくりだそうとしているポジティブな、「不安の先にある準備」「緊張の先にある研ぎ澄まされた感覚」が失われ、不安や緊張に使っているエネルギーだけが消費されていくことになります。

その結果、悪いほうに向かって能力も下がっていくのです。

では、どうすればいいのでしょうか。

ハーバードビジネススクールの研究がすすめているのは、

「自分はいま燃えている！　パワーがみなぎっている！　緊張しているということは、自分の感覚がいま研ぎ澄まされて、全身にエネルギーが送られているということ。不安を感じているということは、ほかの人よりしっかりと準備をしているということ。だから、いい結果を得られるんだ！」

と、自分に言い聞かせることです。

実際に、この研究の被験者は、不安や緊張を取り除こうと意識すると、かえってネガティブな結果ばかりを想像し、それが頭の中を占めた状態で物事に取り組むようになったそうです。

一方、緊張は研ぎ澄まされた感覚や上がっているテンション、満ちているエネルギーであり、不安は入念な準備をうながしていると考えると、いい方向に向かう行動が増えたといいます。

不安や緊張は消さなくてはならないネガティブな感情だととらえると、その先には強烈な失敗が待っています。逆に、不安や緊張は自分にエネルギーを与えてくれるプラスなものだと解釈すると、その先に期待が生まれ、いい結果が続くようになるのです。

損ばかりする人を救う〝知的謙遜〟とは

すでに述べたように、人間は他人の悩みに対しては、わりと簡単に「こうしたらいいんじゃないか」と解決策を示したり、助言したりできるのに、自分の悩みになると、どうしたらいいのかわからなくなります。

なぜ、自分の悩みを解決するのは難しいかというと、人間は自分のことは冷静に見ることができないからです。これを「バイアス」（思い込み）といい、**バイアスが強くなると、人生のいろいろな面で損をします**。

ほんとうは能力があるのに、「自分には無理だ」というバイアスが働いてチャレンジしなかったり、明らかに損をする投資話をもちかけられているのに、「自分だけは特別」というバイアスにふりまわされて、なんとなく「いけそうだ」と思ったりするのです。

このようなミスをなくして、正しく判断するにはどうすればいいのでしょうか。

ウォータールー大学が、267人の学生を対象に行なった実験があります。

昔から、**社会のために役立つ行動をしたり、他人に親切にしたりする人は、バイアスに惑わされにくく、判断能力が高い**といわれていました。それならば、社会や他人のために役立とうとすることによって、バイアスに引っかかる確率を下げ、判断能力を高めることができるのではないか、ということを調べたのです。

この研究では、まず参加者たちが「徳の高さ」をどれくらい重要だと思っているかを調べました。簡単にいうと、

「他人や世間の役に立つことをしたいと思いますか」

「自分が信じていることに忠実に、信念を貫いて行動していますか」

といったことをたずね、「社会に貢献したい」「自分の信念を曲げたくない」という感覚をもっているかどうかを調べたわけです。

さらに、その後、全員を二つのグループに分けました。

●「いま自分が抱えているトラブルに対して、いい解決策を出してください」と考えてもらったグループ

●「あなたの仲のいい友達が抱えているトラブルに対して、いい解決策を考えてください」と考えてもらったグループ

出された解決策がどれくらいいい解決策なのかを第三者に採点してもらったところ、〝徳〟の高い人を除いて、基本的に自分が抱えているトラブルに対してはいい解決策を思いつきにくいことがわかりました。

つまり、社会のため、他人のために役に立ちたい、誰かを喜ばせてあげたいというように、社会に対する貢献心や他人に対する親切心をもっていて、かつ、その信念を曲げたくないと思っている人は、自分の問題であってもバイアスに左右されず、正しい判断ができ

るということがわかったのです。

よく、「情けは人のためならず」といいますが、これは科学的にも正しかったわけです。

自分の判断能力を上げて、自分の人生の判断ミスを減らしているので、人生にとても役に立つ考え方であり行動だといえます。

では、どうしてバイアスの働きが弱くなるのでしょうか。

社会に対して貢献し、自分の信念を曲げないように努力している人は、

「自分はすごい」

「自分は誰よりも努力している」

などとは言いません。

「自分はまだまだだ」

「自分のいまの能力は、これからの人生で出くわす問題を解決するには、まだ十分ではない。だから、もっと努力しないといけない」

と考えているのです。

これは「知的謙遜《けんそん》」といって、ソクラテス哲学における「無知の知」のようなものです。

積極的に社会や他人とかかわり、「誰かを助けたい」と思っても不可能だったことや、「もう

ちょっと力を貸してあげたかった」という経験をすることで、自分はまだ十分ではないことに気づき、自分の力の限界を知ることができます。

自分の限界を知ることには大きな意味があります。自分の限界を知って、それを受け入れると早く限界を突破できることが、最近の心理学の研究でわかってきたからです。よく自己啓発セミナーで「限界を突破せよ！」「できる！　できる！」などと叫んだりしますが、あれはナンセンスでしかありません。

「自分はどこまでできるか」を知ることが大事なのです。実際、世界一稼いでいるアメリカの投資家ウォーレン・バフェットさんも、

「投資で失敗しないために大事なのは、能力を高めることではなく、自分の能力の境界線を知ることだ」

と言っています。

ちなみに、知的謙遜という考え方は、グーグルなどでも採用に関する指標として使われています。世界的に、知的謙遜レベルの高い人を採用する傾向が高まっているように思います。

人間はつねに「いま」がいちばん不幸に感じる

人は幸せでうまくいっているときでも、不幸や不安を感じることがわかっています。

私自身、いま、仕事はとても順調ですが、それでも不安は感じます。どんどん新しいことをやっていかないと仕事に飽きてしまうかもしれないとか、成長できずに立ちどまったらおしまいだとか、やはり考えるものです。

これはなぜかというと、そう考えるシステムが人間の脳に刻み込まれているからです。

私たちは、不安を感じ、危ないと思うからこそ、次を考えて準備をし、分析することで前に進んでいけるのです。つまり、**人間は不幸や不安を感じやすくできている**のです。

とても幸せで充実しており、仕事もうまくいっていて不満もなく、いい家族にも恵まれ、友達もたくさんいるという状況にもかかわらず、なんだか悶々《もんもん》として不安を感じたり、幸せの絶頂といえるほど充実しているのに、突然、不幸を感じてみずから幸せを手放すような行動に出たりする人がいます。

不思議に思えますが、じつは、普通のことなのです。私はこんなに幸せであってはいけない、分不相応《ぶんふそうおう》だと感じて不安になる……これが普通なのです。つまり、人間というのは、「いま」がいちばん不幸や不安を感じるように適応してきたのではないか、とアメリカのノックス大学の心理学者フランク・マクアンドリュー博士は述べています。

たとえば、産業革命以前の時代は、今日を生きるために一生懸命働かなくてはなりませんでした。その後、機械化や自動化が進むと、これからは人間が働く時間を減らすことができるだろうと、みんなバラ色の未来を想像しました。

でも、人間はいっこうに幸せにはなっていないし、いまでもみんな変わらず働いています。ＡＩ（人工知能）やＩＴ、自動化などが進んでいるにもかかわらず、ほとんどの人の労働時間は変わっていないし、自由な時間も増えていません。

なぜでしょうか。

マクアンドリュー博士は、人間がいっこうに幸せにならない理由について調べた結果、さまざまな科学的根拠をもとに、**人間には、そもそも幸せを感じにくくさせるような、幸せになりそうだとそれをとめるような心理的なプログラムがあるのではないか**という説を唱えています。

自分はいま幸せで、このままずっとやっていけるとなったら、私たちは努力も注意もしなくなります。だから、幸せを感じると、それに水を差す心理が働くのではないかということです。

そうした心理作用によって、このままの状態が続くことはないとか、うまくいくわけがないといった悪魔のささやきが起こるわけですが、そのおかげで私たちは生き残ってきたのです。不安を感じにくい人たちは、失敗したり裏切られたりして子孫を残すことができず、調子がいいときでも不安を感じやすい人たちが生き残ってきたのだといえます。

つまり、私たちはもともと、幸せなときにわざと不幸を感じるようにできているということです。ですから、不幸や不安を感じるのは悪いことではなく、**そういう性質があることを理解したうえで、いま自分が感じている目の前の幸せを楽しむ**ことが重要なのです。

幸せなはずなのに不幸を感じる三つの理由

❶ 楽観バイアス

さて、幸せなときにあえて不幸を感じることには、三つの効果がかかわっています。

人間は何の根拠もないのに、いまより未来のほうが時間もお金もあり、成長して成功していると考えます。**いまより未来のほうがいいと思うがために、未来に比べて「いま」を不幸に感じる**ということが起こるのです。

私たちは、生物として子孫を残していかなければならないので、いまより未来のほうがよくなるように、いまがんばって未来につないでいこうと考える必要があります。「いま」に満足してしまったのでは、未来に向けて進めなくなるということです。

② ポリアンナ効果

たとえ未来がバラ色だと思っても、過去がひどいものだと、そのつらい思い出に引っぱられて前に進めなくなります。これを防ぐのが、アメリカの心理学者チャールズ・オスグッドが唱えた「ポリアンナ効果」と呼ばれる考え方です。

これは、**過去の嫌な体験が薄められて、それを小さく見積もることで、本来はいまより悪いことだったとしても「過去はよかった」と思うようになる**というものです。

これによって過去はいまよりよかったと思い、また楽観バイアスが働いて、未来はいまよりよくなると考えるわけです。その結果、何が起こるかというと、「いま」がいちばん不幸に感じられるのです。

❸快楽の踏み車効果

私たちは、**いいことがあってもすぐに慣れてしまい、もっといいことが起こるのではないかと考えます**。これを、心理学では「快楽の踏み車」と呼んでいます。

たとえば、宝くじが当たった人は、当たった瞬間には幸せの絶頂を感じますが、徐々にその幸せに慣れて喜びが減っていくため、もっと上を、もっと上をと望むようになります。そうなると、いつまでたっても「いま」に満足することができなくなるのです。

この残念な三つの効果によって、根拠もないのに未来はいまよりよくなると考えて期待し、過去はやたらと美化し、幸せにはすぐに慣れてしまうわけです。

本来、**私たちには「いま」しかありません。いまこの瞬間にいかに集中し、没頭できるかが大事**で、その時間が長くなればなるほど幸せになれるとわかっているのに、「いま」をないがしろにしているのです。

もちろん、人間はそのおかげで生き残ってきたという側面はありますが、これが「いま」

を不幸にする原因なのではないかといわれています。

では、「いま」を大切にするためには、どうしたらいいのでしょうか。

過去に起こったことやそのときの感情を、記録として残しておきましょう。私も毎日寝る前に、その日に抱いた感情や悩みをスケジュール帳に書きとめるようにしています。

そうすると、たとえば自分が1年前に何を考え、何に悩んでいたのかが見えるようになります。「去年はあんなに楽しかったのに、なぜ今年はこれほどつらいんだろう」と悩んだとき、バラ色と思っていた過去でも同じように悩んでいたことに気づけます。

そして、自分がバイアスに左右されていることがわかります。**人間は過去のことを思い出すのが苦手ですから、記録に残しておく**ことが重要なのです。

また、未来については、バラ色で考えてはいけません。理想や目標は高い位置におきつつ、いまの延長線上で現実的な予測を立て、その予測を達成するためにはこれだけ準備しておかなければならないと考えることが大事です。

その先に、工夫や改善をして、予測を超えていく楽しみが生まれます。これが、理想や目標に近づいていける正しい未来の計画の立て方なのです。

未来を楽観視しすぎると、モチベーションを下げることにしかなりません。大きな目標を立てなければ意味がないと思いがちですが、じつは、**現実的な目標を立てて予測を超えていく楽しみこそが、いちばんのモチベーションになる**のです。楽観バイアスで未来はもっとよくなると思うのではなく、現実を見て予測を立てることをおすすめします。

もし、いま、不幸や不安を感じていて、満足できないという人がいたら、それは立ちどまるための不幸ではありません。不幸であるほうが生存の確率が上がるという遺伝子に刻まれた人類の歴史が、私たちに不幸を感じさせることで「前に進め」「成長しろ」とメッセージを送っているのです。

そう考えれば、ポジティブにとらえられるはずです。

やりがいを感じて幸福度を上げる四つのポイント

やりたいことはあるのに思うようにできないとか、やりがいや生きがいを感じない……そんな悶々とした人生から抜け出し、目標に向かって前進し、生きている意味を感じられるようになるためのポイントを、幸福学の見地をもとに紹介しましょう。

人間は、やりがいを感じられないと幸福度が下がります。お金があれば不幸を減らすことはできますが、幸福度を上げることはできません。

では、幸福度を上げるためにはどうすればいいのでしょうか。次の四つのポイントを押さえると、かなり効果があると思います。

❶ 強みを活かして成長できているか

これは、『幸せのメカニズム 実践・幸福学入門』（前野隆司著、講談社現代新書）でも紹介されていますが、幸福の第一因子といわれるものです。

自分の強みが何なのかがわかっている、これは人よりうまいなどとほめられる、自分はこれをしているときは生きている感じがする、といったことを活かして、自分が前に進んだり成長したりできている感覚があるかどうかです。

次のようなことを自分自身に問いかけ、メタ認知の観点で、自分がなりたい自分になれているかを、客観的にチェックしてみましょう。

- 自分の強みを活かすことができているか
- 社会の役に立つことができているか

● 誰かの役に立つことができているか
● 自分が成長している実感があるか
● それは自分が何をしているときに感じるか
● なりたい自分になれているか

自分の強みは、自分ではなかなか気づけないものですから、家族や友達に聞いてみるのもいい方法です。

❷ 自分が感謝できる人、自分に感謝してくれる人と、しっかりつながっているか

感謝できる相手、自分を助けてくれる人がいるという感覚と、自分に感謝し、自分の助けを待っている人がいるという感覚が、人とのつながりをもたらしてくれます。**友達はたくさんいるのに幸せを感じられない人は、この感覚が足りないのかもしれません。**

次の点を確認して、安定した人間関係を築けているか、きちんとつながっているかをチェックしてみましょう。

- 誰かを喜ばせることができているか
- 自分を大事にしてくれる人がいるか
- 人に感謝できているか
- 人に親切にできているか

友人が多いことは幸福度とはあまり関係がなく、数よりも友人のバリエーションのほうが重要だということがわかっています。職種・年齢・性別など、さまざまなバリエーションの友人がいるほうが幸福度は高くなるのです。

ちなみに、心理学では感謝の研究がとても進んでいて、感謝すると免疫力が上がり、血圧が下がり、ポジティブな感情が強くなって、死亡率まで下がることがわかっています。

3 がんばればある程度なんとかなる、と思えるか

将来の夢でも目の前の問題でも、100パーセントとまではいかなくても、がんばればなんとかなると思えることが重要です。

いわゆる楽観主義に近いですが、どんなことでも、自分ががんばれば7、8割くらいは

なんとかなると思う、失敗したり悩んだりしても、それをずっと引きずらず、友達や家族と喧嘩《けんか》することはあっても、お互いがんばればなんとかなる、という感覚をもてるかどうかが大事だということです。

くれぐれも、完璧を求めないようにしてください。

④ 他人と比べずマイペースを保てているか

自分を他人と比べると、どうしてもマイペースを保てなくなります。あの人のほうがお金をもっている、あの人のほうがいい車に乗っている、あの人のほうがいい服を着ているなど、他人と比べないようにして生きることが大事です。

自分の失敗やうまくいかない理由を他人や環境のせいにせず、自分の努力が足りないのはどこまでで、自分が改善できるのはどこなのかを考え、自分事にしていきましょう。**人目を気にせずに物事を楽しめるか、言いたいことを言えるかが幸福度を左右します**。

私たちは、幸せになるために生きています。お金がないと生きていけないのでがんばって仕事をしなければなりませんが、ある程度お金ができたり、自分の強みや好きなことで評価されたりするようになったら、周囲に迎合せずに、自由に生きればいいのです。迎合してばかりいると、ある日、自分にとっての幸せが何なのかわからなくなります。

人間は幸せになれるはずなのに、どうしても錯覚やバイアスが影響をおよぼします。ここで紹介した幸せのポイントを意識し、悶々とした人生を突破してもらいたいと思います。

「自分がほんとうに欲しいもの」を明確にするには

他人や何かを「うらやましい〜！」と思う感情、それが嫉妬です。

嫉妬は、往々にして、他人の足を引っぱることに使われます。自分よりも上にいる人を引きずり下ろそうとして、同じ高さまではこないまでも、相手がちょっとだけ落ちたら、それで満足するのです。でも、実際は、自分の立ち位置はぜんぜん変わっていないわけですから、これはあまりに悲しいことです。

嫉妬は、上手に使えば、前に進む力になります。もし、あなたが嫉妬を感じたら、その感情を使って、自分も相手と同じくらい上に上がることを考えましょう。

ちなみに、嫉妬のなかで面倒なのが、他人からの嫉妬です。自分の嫉妬は、コントロールして前に進む力に変えることができても、他人が嫉妬して陰口を言われたりすると、非常にうっとうしく、気持ちを集中させることができなくなります。

陰口をたたいたり、妬《ねた》みを口にしたりして混乱させる人に対しては、もう「理解する」しかありません。といっても、**寄り添うわけではなく、その人たちの行動原理を「なるほど、そういうものか」と理解する**ことが重要です。理解すれば、ある程度はスルーできるようになるからです。

たとえば、水が入ったグラスをテーブルの端《はし》に置いておいたとします。それが落ちて、グラスが割れて水がこぼれました、となったとき、「あ、端に置いちゃいけないんだ」ということを学習するものです。

端に置くと重力によってグラスが落ちやすい、ということが理解できるからこそ、次からは同じ状況を回避できるようになります。「端に置いたら落ちる」という現象自体は変わりませんが、学習した私たちは、二度とグラスをテーブルの端に置かなくなります。

これは、嫉妬の感情を向けてきたり、陰口を言ったりする人たちに対しても同じことがいえます。その人たちの行動原理が理解できるようになると、**対策を打ちやすくなるだけでなく、よけいなストレスを感じなくてすむようになる**のです。

先ほどもお話ししましたが、嫉妬が自分のなかで生まれた場合、上手に使えば前に進む力に変えることができます。そのために、まず、嫉妬の感情にある意外な利点について考えてみましょう。

さて、どんな利点があるかというと、じつは、自分の欲しいものが明確になるのです。

多くの人は、嫉妬の感情は「相手に向けるもの」だと思っています。「あいつだけ、うまく儲けやがって」などと、他者に対して攻撃的な感情に変換されがちだからです。でも、それは本質ではありません。

たとえば、小学3年生の子供からいきなり、

「ぼく、学校のテストで100点をとったから、お兄さんやお姉さんより頭がいいんだよ」

と言われたら、どうでしょう。

「そうなんだ、すごいねえ」と返すものの、まともにはとりあわないはずです。

なぜかというと、自分のほうが経験も多く、明らかに能力が上だとわかっているからです。子供が自慢する能力は、当然、自分はもっていると考えるため、「それが欲しい！」などとは思いません。すると、相手を受け入れることができるようになるのです。

つまり、**嫉妬の感情というのは、自分が欲しいものを、相手がもっているときに起こる**ということです。逆にいえば、相手が社会的成功やお金、派手なふるまいなどを見せつけてきたときに、もし嫉妬を感じたとしたら、それが自分の欲しいものだということです。

このように、自分がほんとうに欲しいものが明確になるのが、嫉妬の感情の利点です。

ちなみに、劣等感はちょっと違います。劣等感は、自分より成功している人やすごい人に対して、「自分はダメだなあ」と感じるものです。

嫉妬の感情というのは、自分がほんとうは欲しいと思っているものをすでにもっている人を見たときにしか感じません。「悔しい！　自分はなぜ、あれをもっていないんだろう？」となるのです。

そして、嫉妬の感情を感じたとき、「自分もそれを手に入れよう」と前向きに努力するのではなく、**多くの人が自分の現実を受け入れられず、嫉妬の原因となっている相手を叩く**行動に出たりします。

たとえば、ものすごくお金を稼いでいる人がいたとします。それに対して、あまりお金をもっていない人はどう感じるでしょうか。

数学者のなかには、「お金にはまったく興味がない」「自分は数学だけやっていられればいい」という人がいます。事実、ポアンカレ予想を解いたグリゴリー・ペレルマンは、もらえるはずの1億円を放棄しています。

このように、ほんとうに何かを究めることが目的だったら、お金をもっている人に対して嫉妬は感じないはずです。

あるいは、私が心理学者だったとしましょう。心理学の研究に打ち込み、世界最高の理論を構築して、人間の心の謎を解き明かしたいとがんばっていたとします。そんなときに、誰かが先に心の謎を解き明かしたら、きっと嫉妬を感じるにちがいありません。なぜかというと、自分がそうなりたかったからです。

では、心理学の研究に打ち込んでいるときに、大学の同期が事業で大成功した話を聞いて、「いいなあ、あいつはお金をいっぱいもっていて、うらやましいな」と思ったとしたら、どうでしょうか。

「自分はこの仕事で好きなことをやれればいいんだ！」と思っているのに、違うやり方でお金を手に入れた人に嫉妬したとしたら、その瞬間に、ほんとうに自分が欲しいのはお金だということがわかるわけです。

嫉妬は気づきの多い大切な感情

ここから、二つのルートがあります。

❶ 自分の嫉妬の感情から「自分に足りないものはこれだ」と気づき、それをきちんと受け入れてがんばるルート

❷「自分に何かが足りない」ことを受け入れるのが嫌で、怖くて受け入れるだけの強さをもっていないために、自分がほんとうに必要なものに対するモチベーションを捨ててしまうルート

ちなみに、私自身はいま、お金に対しての執着はありません。ですから、自分よりも10倍稼いでいる人を見ても嫉妬の感情は湧きませんが、時間的な自由が欲しいと思っているので、自分と同じくらい稼いでいるのに、はるかに自由で本を読んでいる人を見たら、「うらやましい〜」と思います。

このように、自分がほんとうに求めているものが何かを見極めるときに使えるので、嫉妬というのは非常に気づきの多い大切な感情といえます。だからこそ、嫉妬の感情を受けとめて、上手に使ってほしいのです。

いちばんよくないのは、お金持ちに対してすごく嫉妬しているのに、「金持ちはズルをして稼いでいるはず」「あいつらは絶対に悪いことをしているに決まっている」などと、自分が死ぬほど欲しいお金をもっている人を一生懸命否定することで、**「自分が欲しいものに価値はない」と、自分の夢を叩きこわして自分を正当化しようとする**ことです。

そういう愚かな人たちが、たくさんいます。

結局、いま、自分は何が欲しいのかを明確にできず、いつまでも自分の夢と向き合おうとしないから、一生、他人の足を引っぱって生きていくことになります。他人の足を引っぱるという行為は、自分の夢を叩きこわすことだと気づきましょう。

大事なのは、たとえそれが負の感情であっても、自分の感情を認めて、それをどう活かしていくかということです。

嫉妬の感情を認めるためのエクササイズとして、**信頼できる人や利害関係がない人に、自分は「何に対して、どういうふうに嫉妬したのか」を打ち明けてみてください。**

それが難しければ、紙に書くだけでもいいのですが、いずれにしても、できるだけ細かく、**自分で明確に言葉にしてまとめる**ことが重要です。

たとえば、自分の身のまわりに起業して成功した人がいて、その人に嫉妬を感じたとしましょう。そこで、「自分も起業して成功する！」と決意するだけでは粗いのです。起業して成功した人の、どこの部分に嫉妬を感じたのかを言葉にすることがとても大事なのです。家や車、高級時計を見せられたときに嫉妬を感じたのなら、あなたはそれが欲しいのです。

あるいは、多くの人がまわりに集まって、口々に「すごい！」と言ってくれている状況に嫉妬を感じたのなら、あなたが欲しいのは認められること、承認欲求です。

そういうふうに、自分の欲求を細かく明確化してください。

自分にどんな欲求があるのかということは、考えても意外と出てきません。だからこそ、それを明確化してくれる嫉妬の感情はとても大事なのです。

「成功の連鎖」の仲間に入ろう

さて、自分の嫉妬心を認め、言葉にして、嫉妬する状況まで明確にしたら、次は、それを行動に変えていきましょう。

そう、嫉妬は、行動のきっかけにすることが重要です。「自分が欲しいのはお金なんだ」で終わらせてはダメです。

「お金を稼いでいる」ことに嫉妬を感じたのなら、とりあえず自分が満足できるくらいまでお金を稼いでみる、お金を稼いでいる人に嫉妬を感じなくなるまで稼いでみる、というのがいい方法です。

「自分の欲しいものはお金なんだ。さらにいうと、お金持ちになって、みんなから称賛されることが自分の目標なんだ」ということがわかったら、**「そうなるためには、いま何をすればいいのだろうか」と、行動のきっかけにしていく**ことが大事です。

つまり、嫉妬は、自分の人生の方向を指し示してくれる羅針盤になるわけです。

嫉妬した相手を叩きつぶすと、とりあえずそれで満足してしまい、次の行動につながりません。

行動につながらないネガティブな感情には意味がないので、やはり嫉妬は行動のきっかけにすることを目標にしてください。

また、他人の幸せを「おめでとう！」と祝うことができないと、成功に対してネガティブな感情が積もっていきます。

成功という概念を壊していくので、「自分も成功しよう！」というところに進んでいきません。

さらに、仮に少し成功しても嫌な感じの性格になったり、成功したあと、なぜかそれまでの友達が離れていったりします。

身近な人が成功したら、妬ましくてもきちんと祝うことが大事です。**祝うことによって、「自分もいつかそうなろう」というモチベーションにつながっていく**のです。

人間は、まわりの人や友達関係によって性格も変わるし、どれくらい成功するのか、どういう行動をとるのかといったことも変わっていきます。ですから、成功した人との人間関係をつくったほうがいいのです。

まわりに成功している人や何かにチャレンジしている人がたくさんいると、**自分も成功したり、大きいことにチャレンジしたりする確率が高くなります**。

そういう意味でも、どんなに妬ましくても、「おめでとう」と言わなければなりません。祝うことで成功した人とのつながりを保ち、そのコミュニティに積極的に参加して、その人たちからいい影響を手に入れるということです。

これは「成功の連鎖」といって、科学的にも証明されています。成功する人たちがまわりにいると成功の連鎖が起こり、普通の人よりもチャレンジしやすくなるわけです。

逆に、嫉妬の感情がネガティブになると何が起こるかといえば、**成功した人とのかかわりを避け、ダメな人とばかりつきあうようになります。**

妬みの感情を上手に使えない人は、ダメな人ばかり集めるのです。会社でも、自分の言うことを聞いてくれる部下や若手ばかり集めて、自分の立場を脅かしそうなできる人間を避ける上司がいますが、こういう人には「成功の連鎖」が起こらないので、いつになっても成功しません。

前に「嫉妬の感情というのは、自分が欲しいものを、相手がもっているときに起こる」と述べましたが、それと同様、私たちが嫉妬して陰口を言う相手は、「自分の目標にかぎりなく近い人」です。自分の目標から離れている相手には、嫉妬などしないのです。

嫉妬の感情から陰口を言いたくなるということは、その人が、自分がめざしているものに近い、あるいは自分が欲しいものに近いところにいるということです。だからこそ、嫉妬の感情を感じる相手とつきあっていくことが、成功にいちばん近づける方法といえます。

完璧主義が人生にもたらす三つの危険

みなさんは、完璧主義ですか。

完璧主義にもいろいろあり、たとえば、みんなに好かれたいとか、誰にも嫌われたくない、というのも完璧主義です。

こうした完璧主義は、メンタルに非常によくありません。全員と仲よくしようとか、すべてをそつなくこなそうとか、自分がやるからには完璧にしなければならないというのは、メンタルを病む考え方です。

完璧主義になったとき、みなさんの身に起こる恐怖には、大きく三つあります。

❶ ネガティブな感情に振りまわされやすくなる

自分の内側から湧いてくるネガティブな感情だけでなく、他人から言われたことにも敏感に反応しすぎて、非常に気にしたり凹んだりします。人に嫌われたくない、みんなから評価されなくてはならないといった思いが強すぎるために、ちょっと何かを言われるだけで極端に感情が振りまわされるのです。

❷誠実性が減る

誠実性とは、コツコツと物事を成し遂げたり、計画的に行動したりできる性格特性ですが、完璧主義になると、この誠実性が減ります。

完璧を求めているにもかかわらず、コツコツ物事を進めたり、計画的に何かを達成しようとがんばったりすることがなくなるわけです。無計画で失敗しやすくなるので怖くなり、新しいことに挑戦することもできなくなります。

❸人生で失敗が増える

新しいことに挑戦するのが怖くなり、そうした機会が減るため、時代の変化についていけなくなります。さらに、ネガティブな感情に振りまわされやすく、無計画になるため、大きいことができず、手近な仕事にばかり手をつけるようになります。

にもかかわらず、自分はもっと評価されるべきだ、完璧な人間であるはずだからもっと自分のことをわかってくれるところにいなくてはならない、もっと自分に適している仕事につかなければならないと、ありもしない完璧を求める状態になるのです。こうなると一生苦しむことになります。

これら三つの危険のほかに、自殺率も高まることがメタ分析によって明らかになっています。プレッシャーを無駄に感じすぎるため、同じ環境で同じ行動をしたとしても、メンタルを病みやすくなるからです。

完璧主義者ほど失敗する確率が高くなる

こうした危険な完璧主義が、現代人に増えています。

カナダのダルハウジー大学の研究では、完璧主義者は1990年代から増えているとされています。過去に行なわれた完璧主義に関する研究のなかから77件を集め、およそ2万5000人分のデータのメタ分析を行なったところ、とくに若者に完璧主義が増えていることがわかりました。

なぜかというと、社会の競争が激しくなり、若い世代でも、同世代ですでに大きな成功を成し遂げている人が出てきているからです。昔は、学生のころの競争といえば学校の授業や部活くらいで、人生を決めるような大きな差は生まれませんでした。

ところが、いまはたとえば、Twitterのフォロワー数、SNSなどで披露される個人の生活の差、さらには大金を稼ぐ子供や学生のユーチューバーの存在など、若い世代間での競争が激しくなっています。

こうしたことが、**とくに不満もないし、ある程度好きなこともできて、暇つぶしになるエンターテインメントがいくらでもある状況にもかかわらず、なんとなくもやもやした不安を感じる状況を引き起こしているのではないか**ともいわれています。

この研究では、完璧主義者がその後、どうなるのかについても調べました。

結論としては、完璧主義者は年齢を重ねるほど失敗しやすくなることがわかっています。若いうちに対策をすればいいのですが、そのまま年をとると、そのぶんチャンスを逃すということです。年をとればとるほど挑戦もできなくなり、脳が萎縮して認知症になりやすくなったり、人間関係まで損なわれたりするといったことが起こりやすくなります。

自分には関係ないと思っていても、気づかないうちに完璧主義になっている人もいますから、注意が必要です。

たとえば、旅行に出かけるときにはすべての準備をしないと不安だったり、スポーツを始めるときにも必要な道具がすべてそろってからでないと怖くて始められなかったりと、すべての条件が整わないと行動できないというのも完璧主義です。

完璧主義とは、異常に失敗を恐れる状態です。物事を完璧にしよう、仕上げようというだけではなく、完璧でないとやる気がしない、完璧でないと行動するのが怖い、失敗が怖いので完璧にわかっていないと挑戦することもやめてしまう、というものです。極端に失敗を恐れ、新しいチャンスが恐怖でしかなくなります。

実際には完璧などありえないので、未知なるチャンスがすべて怖くなります。その結果、新しいチャンスをつかめなくなり、どんどん完璧とは程遠い人生になっていくわけです。

では、どうすれば完璧主義を直せるのでしょうか。

まず、なぜ、自分が完璧主義になったのかという根幹の部分を知ることが大切です。完璧でなくていいとか、8割程度でいいと考えるようにすればよいのではないかという人がいますが、なぜ完璧主義に陥ったのかを理解したうえで対策しないと、いつまでたっても改善されません。

完璧主義は、使い方を少し変えるだけで現実的な力に変えて成功につなげることも可能ですから、まずは自分が完璧主義になった根幹を理解することから始めてください。

なかなか変えられない自分のための10パーセントルール

「自分を変えたい、生活を変えたい」と思っても、結局、変えられなくて挫折する人は多いようです。

なぜ、変えられないのでしょうか。それは「大きく変えようとする」からです。

自分を変えようとか、新しい生活習慣を身につけようとするとき、ほとんどの人は自分の生活スタイルや習慣を大きく変えようとします。

たとえば、やせようと思うと、体重を10キログラム減らすことを目標にしたり、食べる量を半分にしようとしたりするなど、ハードルを高くしすぎるからうまくいかなくなるのです。

ハードルをぐんと下げて、自分の生活の10パーセントくらいを変えるような、わずかな変化を積み重ねることによって自分を変えていくのがベストなやり方です。これを「10パーセントルール」と名づけましょう。

ふだん、なかなか勉強に集中できない、あるいは、毎日忙しくて資格をとるための勉強時間がとれないなど、時間の使い方を変えたい場合は、10パーセントならぬ「1日10分間」だけ、自分のために使うようにしてみてください。その10分間だけは集中するのです。

また、運動してダイエットをしたいなら、いきなりジムに行って60分間体を鍛えるよりも、1日5分間だけ運動するようにすればいいのです。

もう一つのポイントは、**もうちょっとできそうだと思っても決して変えない**ことです。大事なのは続けることですから、1日5分間運動しようと決めたら、1カ月はそのまま続けてください。10分間いけそうだな、15分間いけそうだなと思っても、1カ月はずっと5分間だけやるのです。

そして、5分間の運動が当たり前になったら、5分→7分→10分と少しずつ増やすようにします。**大事なのは、「少しずつ増やしていく」こと**です。

こうしたルールを守ると自分を変えやすくなりますから、ぜひ試してみてください。

第4章

自分の弱みを生きる力に変えよう

コンプレックスを自分の力として活かす方法

自分のコンプレックスや欠点を、ダメなものだから克服しようと努力する人もいれば、利点と表裏一体のものだから、それを使って強みに変えようとする人もいます。成功者は強烈なコンプレックスの持ち主だとよくいわれますが、こうした人たちはコンプレックスをそのまま使って強みに変えていることが多いようです。

ここで、時間を守る人と守れない人について考えてみましょう。どう考えても時間を守る人のほうがメリットは大きいですが、ある研究によれば、時間を守れない人＝クリエイティブということがわかっています。

研究では、時間を守れる人を〈タイプA〉、時間を守れない人を〈タイプB〉とし、「時計の文字盤を見ずに、1分たったらストップボタンを押してください」とお願いしました。

〈タイプA〉の人はだいたい57、58秒くらいでとめますが、〈タイプB〉の人は平均して78

秒くらいでした。

なぜ、これほど1分を見誤るかというと、クリエイティブな人は、短い時間のあいだにもさまざまなことに注意を拡散させ、時間をカウントしている途中でも違うことを考えているからです。時間を守るということだけを考えると〈タイプA〉のほうが有利ですが、クリエイティブなことに対しては〈タイプB〉のほうがはるかに有利なのです。

日本の文化では、自分を社会のルールにあわせる教育を受け、みんなと違うところは直すように言われ、自分でもそうしようとします。たとえば、協調性がない場合、それは逆にいえば独自性があるということなのですが、自分の利点を活かすことができず、結局、当たり障《さわ》りなく生きていくことになりがちです。

では、自分のネガティブな性格やマイナス面を、どのように読み替えて力に変えていけばいいのでしょうか。

これから述べることの根拠として、自分の欠点を強みに変える方法を調べた論文があります。「WOOP《ウープ》（目標設定）の法則」で有名なガブリエル・エッティンゲン博士の実験で、被験者たちに性格テストを行ない、とくに、物事にカッとなったり自制心なく衝動的に行動したりする感情を抑えられない性質（衝動性）について、全員の性格を調べています。衝動性というのは、社会生活を営むうえでは適さないマイナスな要素です。

そして、衝動性が高い傾向のある被験者を、次の二つのグループに分けました。

●衝動的な人は創造性（クリエイティビティ）が高いというデータの存在を教えたグループ（プラスの面を知ったグループ、衝動性の意味を知ったグループ）

●衝動性と創造性には関係がないということを教えたグループ（プラスの面を知らないグループ、衝動性の意味をわかっていないグループ）

その後、創造性テストを行ないました。

「レンガの使い方を100個考えてください」

「飲み物を入れて飲む以外のペットボトルのおもしろい使い方を考えてください」

というような、新しい使い道を考え出すテストです。

その結果、衝動性は創造性につながると教えられたグループは、衝動性が高い人ほど実際にクリエイティブになり、多くの使い道を思いつくことができたのです。もう一方の、衝動性と創造性には関係がないと教えられたグループは、衝動性が高いにもかかわらずクリエイティビティが発揮されませんでした。

この実験では、**衝動性という性質が創造性と表裏一体だと教えられたグループは、自分のもっている衝動性の使い道がわかり、その結果、実際にそのメリットを引き出すことができた**のです。つまり、自分の性格のネガティブな部分の使い道を知っているかどうかが大事だということです。

私たちは、弱点と利点、弱みと強みというように分けて考えていますが、じつは、これらは表裏一体です。強みがたくさんあるということは、その裏に弱みもたくさんあるということです。逆に、欠点やコンプレックス、弱みがたくさんあるということは、その裏に強みもたくさんあるということなのです。

ですから、自分を知ることで自分の強みがわかれば、それを活かせるだけでなく、その裏にある弱点も知ることができるのです。そうすると、自分をしっかりコントロールできるようになります。

さらに、弱点がたくさんあることを知ると気が滅入るかもしれませんが、**弱点の裏にある強みの使い道を理解することで、いい結果を手に入れることもできます**。

たとえば、片刃の包丁を使うときに、どちらの側が切れるのかを理解しないまま使って手を切り、「この包丁は使えない！」と言っている人は、弱点しか知らない人です。しかし、切れる側とそうでない側を正しく理解している人にとっては、料理に使える便利な道具になるのと同じです。

欠点を「強み」に変える読み替え法

とはいえ、自分の欠点が何の強みなのかわからないし、実際にどうすればいいのかわからないという人も多いと思います。

多くの人がメリットがなさそうだと思いがちな性格の表裏を、『ネガティブな感情が成功を呼ぶ』（トッド・カシュダン、ロバート・ビスワス＝ディーナー著、高橋由紀子訳、草思社）という本を参考にして、より具体的に紹介しましょう。

●怒りっぽい

怒りっぽいというのは、裏を返すと「勇気を出しやすい」ということです。人に怒りをぶつけるのは勇気を必要とする行動ですから、怒りっぽいというのは勇気を出しやすい、行動しやすい性格だと考えることがポイントです。

さらには、怒っているときには問題解決能力が上がっています。そう考えると、怒りやすい人は問題解決能力を活かすことに向いていると読み替えることができます。

●怖がり

怖がりの人はしっかり準備をします。怖いから確認も入念に行ない、準備を怠りません。ですから、「準備を怠らない、綿密な計画を立てることに向いている」と読み替えることができます。

●恥ずかしがりや

「謙虚」と読み替えることができます。

●悲観的・マイナス思考

悲観的・マイナス思考な人と楽観的・プラス思考な人を比べると、悲観的な人のほうが明らかに現実に即した予測を立てることができます。楽観的な人はうまくいっているように見えますが、バイアスによって、失敗しているのにうまくいっているように思い込んでいるだけです。悲観的な人のほうが、物事を現実的に見る能力があります。

●不安症

不安になりやすい人は、集中力や警戒心が高いといえます。

●落ち込みやすい

落ち込むということは、特定のネガティブなものに目が向いてしまうということです。裏を返せば、将来、自分に大きな損を与える可能性のあるネガティブなものに、ほかの人が気づかないうちに早めに気づき、対策をとることができます。ですから、「注意力が高い」と読み替えることができます。

●うつになりやすい

脳の損傷などがある場合は別の対策が必要ですが、うつになりやすい人のほうが物事の分析能力が高いことがわかっています。アナリストやデータサイエンティストなど、分析系の仕事に挑戦するとか、自分の仕事について分析を取り入れるとうまくいく可能性が高くなります。うつになりやすい人は、分析を勉強してみるといいかもしれません。

● 新しいことに挑戦するのが苦手

「継続力がある、忍耐力がある」と読み替えることができます。

● 傲慢《ごうまん》

「自信満々に表現することができる」と読み替えることができます。

● 罪悪感を抱きやすい

罪悪感を抱きやすく、遠慮しすぎて発言できないという人は、「倫理観が強い」と読み替えることができます。

時間を守れないという欠点も、クリエイティビティが高いとか、他人が時間に遅れても待っていられるので、「時間に寛容」と読み替えることができます。物は言いようという感じですが、弱点の裏側にあるメリットを見つけて活かしていくことが大事なのです。

ただ、メリットを見つけても、それをうまく活かせなければ、いつまでたっても周囲から認めてもらえません。逆に、ネガティブな部分をうまく使って活かしていくと、まわりはそれを認めるようになります。

つまり、自分の欠点を把握して、その裏にある強みを活かすことで、自分の強みを仕事につなぐことができるのです。

コンプレックスにしても、コンプレックスの先にしか強みはないことを理解して向き合い、それを読み替えて強みを活かしていけば、自由な人生を手に入れることができます。

コンプレックスのその先にやるべきことがあり、得意なことがあり、みなさんが求める自由な人生があるはずです。

そこで、まず、自分のネガティブな部分やコンプレックスを紙に書き出してください。

それをしおりのようにして、この本を読んでください。

そして、読んでいる途中で、自分の欠点はこんな強みとして活かせるということに気づいたら、すぐにそれも書き込んでおきましょう。

本は、読むだけではもったいないです。本は、自分のために使うものなのです。

あらかじめ失敗を想定して許せるように準備

人生においてさまざまな挑戦をし、成功している人がいる一方で、挑戦したいことはあるのに、挑戦するのが怖くてなかなか踏み出せないという悩みを抱えている人も多いようです。

挑戦することがなぜ怖いかというと、結局、失敗するのが嫌だからです。多くの人は失敗したくないので、失敗しない方法を探そうとしますが、新しいことにチャレンジする以上、失敗はつきものです。

では、必ず失敗があるという状況のなかで、どうすれば挑戦することができるのでしょうか。ここで大切になるのが、失敗許容力、つまり、**自分の失敗を許すことができるかどうか**です。

自分の失敗に対する抵抗をなくし、失敗を恐れない感覚を保つにはどうすればいいのか、失敗許容力を鍛えて、失敗しても大丈夫だと思えるようになり、自然と挑戦する量が増えていくプラスのループをつくるにはどうすればいいかを考えていきましょう。

失敗許容力に関して、私自身のことをお話しすると、人の心理を読むパフォーマンスがこれにあたります。かつて、テレビでパフォーマンスをしていたころ、「失敗するのが怖いと思うことはありませんか」とよく聞かれました。

100パーセント当てることは当然、不可能ですし、実際に失敗したこともあります。でも、最近では、あまり怖いとは思わなくなってきました。なぜかというと、失敗したときにどのようなことが起こるのかをよく知っているからです。

多くの人は、失敗したときに何が起こるかわからないからこそ、恐怖を感じます。たとえば、幽霊もその正体がわからないから怖いわけで、正体がはっきりわかれば怖くはないはずです。つまり、恐怖の正体を見つけることがとても大切なのです。

私がパフォーマンスで失敗する恐怖を感じていたころは、失敗したらテレビの番組に呼んでもらえなくなることを恐れていました。では、実際に呼ばれなくなるのはどんなときかといえば、答えは簡単。私を呼んでも視聴率が上がらない、と判断されたときです。

ということは、パフォーマンスで失敗することではなく、視聴率が下がることが原因だということです。であるならば、自分がパフォーマンスに失敗したらほんとうに視聴率が下がるかどうかをチェックすればいいわけです。

そうしたチェックをしないで、みんながそう言っているからということで判断すると、チャンスを逃したり失敗したりすることにつながります。失敗した場合は、そこから学ぶこともできますが、じつは**チャンスに気づかずに逃している人が多い**のです。

こうした発想ができるようになってから、私は失敗することが怖くなくなりました。つまり、失敗してもそのマイナスは大したことがないとか、許容できる範囲だと思えるようになったら、こちらの勝ちということです。

失敗を次ではなく、いま活かすために

よく、「失敗を次に活かしましょう」といいますが、私は次に活かすよりも、いまそれを使うべきだと思います。その失敗のなかに利用できるものや新しい発見、大きな可能性があるかもしれないからです。

また、失敗許容力を鍛えるには、自分が何に失敗したのか、どういうことに悩んでいるのか、何につまずいているのかを人に打ち明けたり、紙に書き出したりしましょう。

自分が何に失敗して、何に悩んでいるかがわからないと、それを改善することはできま

せん。人に話したり紙に書き出したりすることで、そこに目を向けることができるようになります。

そして、**自分の弱さを受け入れるために、悩みや失敗を人に打ち明けたり紙に書いたりすることを習慣にしてください**。人に弱みを見せてはいけないと考えるのではなく、自分の失敗や悩み、苦しみを言葉にし、自分を変える練習をしていきましょう。

人に弱みを見せずに見栄を張ることも、たしかに大事なことだと思います。ですが、自分の悩みを理解したうえで人に弱みを見せないようにすることと、自分の悩みはよくわからないけれどそれを人に見せたくないということはまったく違います。

たとえば、アップルの創業者スティーブ・ジョブズはつねに強いリーダーシップを発揮し、ある意味、暴君のようにいわれていましたが、自分が何に悩んでいて、いまの商品にどんな問題があるのかを理解したうえで考えていたので、すごい製品をつくることができたのです。

ただの強がりから人に弱みを見せたくない人は、何が問題なのかがわかっていないのに、なんとなく弱いと思われることが嫌だと考えているだけです。自分の本質に目を向けないのは、とても危険だといえます。

ところで、「弱み」と「弱さ」は違うことをご存じでしょうか。「弱み」とは自分のなかの弱点や改善するべきところですが、そこに目を向けて改善することができれば強くなれます。弱みに目を向けて、それを受け入れることができないのが「弱さ」です。自分の弱みときちんと向き合い、人に悩みを打ち明けられる人は強いです。

「でも、自分は口べただから、打ち明けてもわかってもらえないかもしれない」と尻込みする人もいるかもしれません。でも、口べたでもかまわないのです。論理的に考えて、筋道を立てて話せば相手に伝わります。

また、多くの人は、失敗したり、挑戦した結果ダメだったりした場合、そこでゲームオーバーだと考えますが、**私たちの人生は基本的に「To be continued」（続く）だということを覚えておいてください**。

人生のチャレンジが終わるときは死ぬときですし、極端に言えば、死んでもまだ続くと考えることもできます。もし、あの世があって、あの世に行ったとしたら、そのときこの世に戻る方法を考えればいいわけです。

つまり、つねに次を考えることが大切なのです。

「失敗したからもうダメだ」ではなく、

「まだうまくいっていないだけ」
「まだ何かが足りないだけ」
「まだ必要なものがそろっていないだけ」
「まだ工夫が足りないだけ」

と考え、つねにゲームオーバーにしないことが大事です。

経験値がまだ足りないだけだと考えることによって、挑戦する回数が増えていき、それによって結果的に成功をつかむ可能性が高くなるのです。

また、失敗を強みに変えるには、楽観的な思考を身につけることが大事です。楽観的というのは、もともとはラテン語で「可能なかぎり最善」を意味する「オプティマム」から生まれた言葉で、何も考えていない楽天的とはまったく違います。

私たちは、どんなことをしているときでも、つねにオプティマムに考えるべきです。つまり、可能なかぎり最善な状態にするにはどうすればいいかをつねに考え、いきなり大きな変化を求めるのではなく、日々の小さな改善を積み重ねていくことが大切なのです。

たとえば、いまの生活をもう少しだけよくするためにはどうすればいいだろうか、自由な時間を確保するために、いまの仕事が早く終わるようにするにはどうすればいいだろうかと、つねに考えるわけです。

革新的なサービスや商品も、その裏でやっていることはオプティマムな地道な改善の積み重ねであることが少なくありません。可能なかぎり最善の選択が積もり積もって、その過程がわからなくなるくらいになり、それが集約されたものが世の中に出たときに、「革新的」だといわれるのです。

楽観的な思考で小さな改善を積み重ねていくことができる人は、失敗から学ぶ量が増え、成功したときも自分に甘くなりにくいことがわかっています。そして、成功したときには、これで成功できたのだから、自分はほかのジャンルでも成功できると考えれば、挑戦する回数も増えていくでしょう。

落ち込んだときに真っ先にすべきこと

ストレスは、人間を落ち込みやすくします。そして、落ち込むと、自分本来の力を発揮できなくなります。ですから、どんなに準備をしていても、落ち込んだ状態を乗り越えるのが難しくなります。

では、どうすればいいのでしょうか。普通は、すぐに落ち込みを解消したいと思いますよね。それ自体は悪いことではないのですが、

「落ち込みはすぐに直さないといけない」

「この気持ちはよくないものだから、すぐに消さなければ」

と思いすぎると、落ち込むのが怖くなるというデメリットが生じます。

そこで、落ち込んだときは、**まず落ち込んだ気分を使って結果を出して、それからゆっくり落ち込んでいる気分を直す**という、ちょっと変わった提案をしたいと思います。

じつは、ネガティブな感情というのは、私たちにとって悪いことばかりではありません。前にふれたように、他人に対する怒りの感情には、勇気をアップする効果や、頭の回転を速くする効果があり、罪悪感には倫理観を増幅させる効果があるのではないかといわれています。

また、不安には、集中力や警戒心を高める効果があるため、何かに向けて準備したり、何かにがんばって取り組んだりするときには、意外と不安の感情は悪くないのです。

さらにいえば、悲しいときは、ウソを見抜く能力が高まることもわかっています。悲しんでいる人は、弱っているので一見だましやすそうですが、意外とウソを見抜いてだまさ

れないのです。たとえば、浮気がばれてパートナーから問い詰められたとき、ごまかそうとしてウソをついても、悲しんでいる相手には簡単に見抜かれるといいます。

このように、ネガティブな感情である怒りや悲しみなどがどう役に立つのかを知っていれば、その効果を十分に発揮することができるのです。

カナダのクイーンズ大学が、人間が落ち込んでいるとき、気分が沈んでいるときについて行なった研究によると、**気分が沈んでいるときは、なんと人間は注意力が高まる**といいます。とくに、細部に対する注意力が高まり、物事を細かく分析することができるようになるのだそうです。

たしかに、落ち込んでいるときや悲しいときというのは、人から何かちょっと言われただけでも細かいところを気にしがちですが、あれは「気にしている」というよりは、分析能力が高まっているから、細かいところに目が向いてしまうのです。

裏を返すと、**悲しいときや落ち込んでいるときこそ、その分析能力の高まりを活かして、自分が解決したい問題や仕事に目を向けるといい**ということです。

私も落ち込んだときには、自分の動画に関するデータや、トレンドの検索キーワードなどに向き合うようにしています。細かい部分への集中力が高まっているので、こういうときに分析すると、いい結果につながることが多いのです。ですから、最近はちょっと落ち込むのが楽しくなったりしています。

気分が落ち込んだときは、よくない状態にあるので、細かいところに目を向けて、そこから脱出し、改善するヒントを探さなければなりません。そう考えると、人間は気分が落ち込んだときのほうが注意力が高まるようにできているのかもしれません。

では、逆に、**ポジティブなときはどうなのかといえば、大局を見る力がアップ**します。一歩引いて、大きな視点で物事を見る能力が高まるので、将来について大きなビジョンを描くことができたり、クリエイティビティが上がったりします。

つまり、一つひとつ細かく分析するのはネガティブな気分のとき、大局を見て遠い未来のことを考えたり、クリエイティブなアイデアを出したりするのは、ポジティブな気分のときがいいのです。

長期的な視点で物事を見たいときはポジティブに考え、短期的には、ちょっとネガティブに考えることによって、分析し、足元をすくわれないように着実に進めることができるわけです。どちらがいい悪いではなく、この両方を上手に使うことが大事です。

このように、ネガティブな感情も、うまく使えば役に立つことを知っておいてください。

ただ、ずっとネガティブなのはよくありません。というのも、長期的なストレスがあると、脳の中で記憶を司《つかさど》っているといわれる海馬が萎縮することがわかっているからです。

落ち込んだときには、分析することで結果を手に入れ、それからゆっくり自分のメンタルを元に戻すようにしてください。

ちなみに、私はメンタルを戻すために、「エクスプレッシブ・ライティング」を行なっています。これは、自分がいま感じている感情を紙に書くというもので、8〜20分くらい、ひたすら書いていきます。こうすることで、メンタルがかなり落ち着きます。

この「エクスプレッシブ・ライティング」には、書き方を変えるだけでモチベーションが上がったり、ダラダラ癖を直すことができたりと、いろいろな効果があるといわれていますので、みなさんも、ぜひ実行してみてください（やり方をくわしく知りたい方は、拙著『人生を変える 記録の力』〈実務教育出版〉を参照してください）。

しみついた恐怖を想像だけでリセットする

ここで、心に刻み込まれたトラウマや、特定の誰かが怖くて仕方がないというような恐怖心をリセットする方法を紹介したいと思います。

アメリカのコロラド大学が、68人の男女を対象に、恐怖心を乗り越えるためのイメージトレーニングに関する実験を行ないました。

まず、参加者に、誰もが不快に感じる、ガラスをひっかく「キーッ」という音を聞かせると同時に、電気ショックで痛みを与えます。これを何回か続けていると、不快な音と電気ショックが脳の中で結びつき、同じような音が少しするだけで汗がにじんだり、ストレス反応が起こったりします。

この不快音と痛みが結びついた恐怖心を植えつけた状態で、参加者を次の三つのグループに分けます。

- 嫌な音を想像してもらう「想像グループ」
- 実際に嫌な音を聞いてもらうけれども電気ショックを与えない「現実グループ」
- 鳥のさえずりや川のせせらぎといった癒される音を聞いてもらう「安静グループ」

このなかで、どのグループがもっとも恐怖心が和《やわ》らいだかを調べました。恐怖心の計測は、主観的な感想だけではなく、汗がどれくらい出るかという体の反応、脳波計の変化による神経の活動まで調べて行なっています。

普通に考えると、安静グループがもっともメンタルが落ち着きそうな気がしますが、実際は、想像グループと現実グループのほうが、圧倒的に恐怖心から立ち直っていました。つまり、**恐怖の対象から離れるよりも、恐怖のきっかけになりそうな音を聞いたり、想像したりするほうが、恐怖に対して強くなる**ということです。

これは、なぜでしょうか。

この実験では、不快な音と痛みが結びついていることを覚えているため、恐怖への反応が起こるわけです。実際に怖いのは電気ショックの痛みだとすれば、そのスイッチになる不快音は

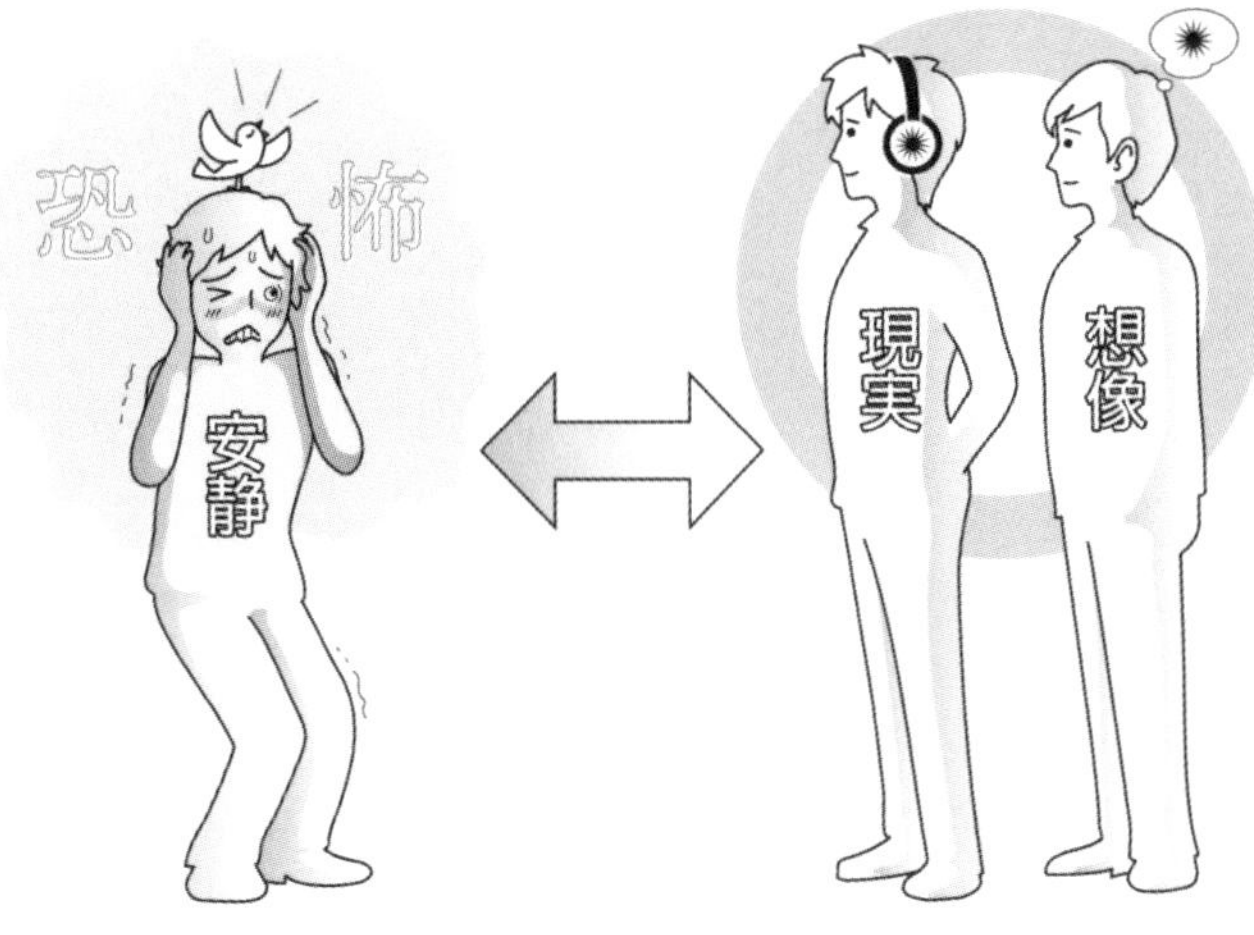

嫌なことの前兆、トリガーになります。

そして、その不快音を聞いても実際に痛みが起こらないことを何回も体験することによって、毎回、嫌な結果に結びつくわけではないことを脳に教え込むのです。

これは心理学で「消去学習」といわれるもので、不安や恐怖に対するセラピーとして、昔からよく使われている方法です。

たとえば、自分の家が火事になってトラウマを抱えている人は、何かが焦げるにおいを嗅《か》いだり、火が燃える音を聞いたりしただけでパニックになることがあります。その場合、焦げるにおいや燃える音を少しずつ体験してもらい、徐々にその刺激に慣れるようにします。そして、トリガーがあったとしても、実際には何も起こらないことを脳に教え込むことで、パニックに陥ることがなくなっていくのです。

対人恐怖でも、大勢の人の前で恥をかいたなどの嫌な経験があると、人前に出ただけで汗が出たり動悸《どうき》が激しくなったりすることがあります。こうした人たちも、徐々に人前に出ることに慣れる体験をすることで、実際には本人が思っているような嫌なことは起こらないということを脳に教えていくわけです。

しかし、治療のためとはいえ、100人、200人もの人を集めて、その前に出て話をするのは無理があるし、本人にとっても酷《こく》です。そのため、これまでは状況を繰り返しつくることができないものについては、消去学習は使いにくいとされてきました。

コロラド大学の実験結果の興味深いところは、不快な音を聞いた場合でも、想像した場合でも、同じような効果が出ていることです。

つまり、恐怖を乗り越えようと思ったら、**トリガーになるものを探して、そのトリガーを想像するだけでいい**のです。実際には何も起こらないことを脳に感じさせることによって、脳は慣れていき、想像だけで恐怖を乗り越えることができるようになります。

これは、実際に体験しなくても、実際の体験のきっかけになるようなことを想像するだけで、私たちの内面的な反応が変わるということを示しています。となると、イメージトレーニングとして、消去学習はとても有効ではないでしょうか。

もちろん、想像するだけでパニックになる人は、状況を軽減して試す方法を考えたほうがいいでしょう。たとえば、自分を怒っている上司を想像しただけでパニックになりそうなら、その上司が自分ではなく他人に対して怒っているところを想像するというように、自分との距離をおくようにしてください。

まず、軽いレベルから消去学習を実践していくことが大切です。

人間関係のストレスがなくなるメンタルテク

私たちは、しばしば人間関係のトラブルに振りまわされます。でも、**実際にそのトラブルに見舞われている時間は、意外と短い**ものです。誰かがずっと横にいて攻撃しつづけてくるというようなことは、まずありえないからです。

ところが、相手に言われたことがずっと心に引っかかってイライラし、その日1日を無駄にしたり、1週間たってもまだ引きずっていたりすることがあります。これはコミュニケーションの問題ではあるのですが、さらにいうと、**自分がどれくらいメンタルをリセットできるか**ということです。

じつは、対人関係や人間関係における嫌なことは、それについて徹底的に考えたり、思い出したりしたほうが立ち直りが早くなる、というおもしろい研究があります。

イギリスのエクセター大学が、対人関係のストレスにさらされている男女約50人を対象に行なった実験で、トラブルの様子を徹底的に、詳細に、何度も何度も思い出してもらいました。

具体的には、人間関係のトラブルや喧嘩がどのように始まったのか、そのとき自分はどういうことを考えたのか、どんな行動をとったのか、どういう言葉が投げかけられて、自分はどんな言葉を返したのか、相手の声のトーンはどうだったか、表情はどうだったか……。こうした**非常に細かい情報を思い出し、紙に書くといったトレーニングを、約6週間行なった**のです。

その結果、「レジリエンス」といって、折れた心が立ち直るための力、すなわち回復力が高まりました。メンタルの回復も早く、うつっぽい症状も出にくかったといいます。

普通は、過去の失敗やつらい出来事を思い出すと、不安やうつ病の原因になると考えられています。しかし、研究者は、過去のトラブルを思い出すときに、中途半端に思い出すことが問題だとしています。

それによって、ほんとうは言われていないのに、「こんなことを言われた」などと尾ヒレがついたり、たまたま相手の機嫌が悪かっただけなのに、「あの人は私のことが絶対に嫌いだ」というところまで発展していったりするわけです。

つまり、**過去のトラブルを中途半端に何回も思い出すから状況が悪化していく**のであって、明確に詳細に思い出せば、かえってレジリエンスは高まるのです。

ここで大事なのは、

- 自分から積極的に
- 詳細に思い出す

という二点を守ることです。

こうすると、メンタルを病むこともないし、人間関係から生まれる面倒くさいストレスも減っていきます。

ちなみに、私の場合は、**相手が何を考えたか、どういうふうに言ったかなどを、けっこう細かく紙に書き出しています**。ときどき、自分の感情が混じることがありますが、書いたあとは必ず見返して、**自分の感情が混じっているところは削除していきます**。

そうやって、どんどん憶測を消しながら状況だけを書いていくと、**客観的に、そして自発的に過去のトラブルを分析することができる**ようになります。

トラブルの回避にもつながりますから、ぜひ、みなさんも実行してみてください。

〝コミュ力〟を高める「対話不安」克服法

〝コミュ力〟(コミュニケーション能力)が高い人、外交的といわれる人は、そもそもどんな人でしょうか。

それをわからずにコミュ力を高めようとすると、しゃべりがうまくないといけない、みんなから好かれるようなことを言わなければならない、空気が読めなくてはならない、などと考えてしまいがちです。

じつは、コミュ力の高い人が空気を読めるとはかぎりません。

たとえば、企業の経営者や独特の視点をもつ人たちは、空気を読むどころか、自分のペースに巻き込むために往々にして空気をぶち壊したりします。それでもコミュニケーション能力は高いのです。

つまり、コミュ力が高い人は、対人不安や対話不安への対策がうまいといえます。コミュニケーションで**失敗しても、自分が立ち直る方法や自分の立場を元に戻す方法を知っているわけ**です。

ですから、外交的である必要も、自信家である必要もありません。外交的な人や自信家は、実際は意外とコミュ力が低いのに、自分たちのコミュニケーションには問題がないと思い込んでいるだけともいえます。

ほんとうにコミュニケーション能力が高い人は、対話不安への対策がうまいのです。ここがポイントです。もともとしゃべるのがうまかったとか、対話能力が高くてコミュニケーションに不安を感じなかったわけではありません。

ほとんどの人が、職業的な訓練や経験によって、コミュニケーションで不安を感じてもそれを乗り越え、ストレスを自分で処理する方法やテクニックを築き上げてきたのです。

たとえば、一人になる時間を大切にする、週に一回は引きこもって自分の時間をつくるなど、自分なりのストレス対策を講じる傾向が高いことがわかっています。

対話不安への対策がうまくなれば、不安を感じにくくなり、失敗から立ち直る能力が身につくので、コミュニケーションが怖くなくなります。

対話不安への対策のポイントを、具体的に三つ紹介しましょう。

① 対人不安とコミュニケーションによる不快感に強くなる

コミュニケーションの場においては、相手に嫌われたかもしれないという不安や、相手から嫌なことを言われたとか、中身がない人とは話したくないなど、さまざまな不快感が存在します。もちろん、自分が不快感を与えている場合もあります。

こうした不快感に耐えた先に、いい関係があり、苦労しなければいい結果は手に入らないとわかっているのに、コミュニケーションにおいてはそこをおざなりにする人が多いのです。相手の退屈な話を聞いてあげるからこそ、相手にとって退屈な自分の話も聞いてもらえるものです。ですから、不快感に強くなり、軽減していくことが大事です。

❷ コミュニケーションの負荷を減らす

うまくやらなければ、嫌われないようにしなければ……と、コミュニケーションではさまざまな負荷を感じるものです。こうした負荷を減らすためには、メンタルトレーニングが有効といわれています。

❸ まるで外向的に見えるコンフォートゾーン拡大戦略

コミュニケーションのうまい人は、友達もたくさんいて人脈も広く、外交的に見えるものです。コンフォートゾーンという、自分にとって都合のいい安全な領域を拡大することで、まるで外交的で生き生きしている人のようになることができます。

ほんとうに〝コミュ力〟が高い人たちの三つの特徴

では、ほんとうに〝コミュ力〟が高い人たちの特徴は、どういうものでしょうか。次に、三つ紹介します。

❶対人不安とコミュニケーションによる不快感の処理がうまい

対人不安、対話不安を感じないわけではなく、「処理がうまい」ところがポイントです。処理がうまくなると、無駄に傷ついたりしないので、すぐに次のコミュニケーションがとれるし、いらだつことがあっても、それを処理して次に進むことができます。

たとえば、料理人が熱い食べ物を素手で盛りつけることがありますが、最初から平気だったわけではありません。熱さに慣れるにつれて平気になるのです。ネガティブな感情も同様で、その処理に慣れてくると徐々に感情が安定し、対人・対話での不安やストレスを感じにくくなります。

つまり、コミュ力の高い人は、**感情を安定させるための独自の習慣をもっている**のです。

❷ 寛大で動じない（ように見える）

コミュ力の高い人は、寛大で、少々のことに動じず、無駄に人から影響を受けません。まわりに流されることもないし、自分が強硬に何か言うこともありません。こうした動じない姿勢が大事なのです。動じなければ、自分がやるべきことや目の前の話題のなかで重要な部分に注目することができます。

よく、嫌なところがあるけれど能力はすぐれているという人がいます。コミュ力の高い人は、こういう人ともつきあえますが、これは相手のいいところにだけ注目しているからです。

相手の嫌なところばかり気にしていたら、すべてがダメになります。自分がその人とつきあうにあたって、いちばん重要なところさえよければ、それでいいと思うようにすることです。

つまり、寛大で動じない（ように見える）のは、**注意力や集中力のコントロールがうまい**からです。相手のいいところにだけ集中しようと思えば、それができるわけです。

❸開放性が高い

コミュ力が高い人は、開放性が高く、新しいことや見たことがないものに対して積極的なように見えます。新しいものを求めたり挑戦したりする能力は、遺伝子によってある程度は決まっています。

でも、挑戦する習慣を身につけ、成功するためにいろいろなことに手を出していると、それがコミュ力にも活きてくるわけです。

つまり、新しいことに挑戦するという感覚をもち、新しい人と会って、その人のいいところを探して、人間関係を構築しているのです。

それに対して、コミュ力が低い人は、初対面の相手だけでなく、ふだんつきあっている人に対しても、意外な面を見たりするとネガティブな感情をもつことがあります。

でも、コミュ力の高い人は、その意外な面もポジティブにとらえ、新しいこと、おもしろいことを発見したという感覚で楽しんでいます。**新しい特徴や新しい側面を受け入れる**

能力をふだんから高めているため、相手が予想外のことをしても裏切られたと感じることはなく、「おもしろいな」と受けとめることができるのです。

この三つを意識すると、圧倒的にコミュ力は高くなります。

ストレスを感じやすいほうが幸福度が上がる!?

不安やストレスのいちばんの問題は、不安になるとストレスを感じやすくなり、ストレスを強く感じると怖くなって挑戦しなくなり、挑戦しなくなると漠然とした不安感に襲われるという負のループに陥ることです。

このループをとめるには、挑戦を増やす方向でストレス対策や不安対策を行なうことが大切です。たんなるストレス対策ではなく、ストレスをアドレナリンに変えて**挑戦を増やしていくことによって、つねに自分は変化し、前に進んでいるという感覚を得る**ことが重要なのです。

この感覚だけが、変化の激しいいまの時代に安心感をもたらしてくれます。

私ももともと不安を感じやすいタイプで、不安だからこそいろいろな新しい挑戦をしていますし、つねに改善を積み重ねていかなければならないと思っています。

仕事でも、それにしがみついていると、いつなくなるのだろうかと不安ばかり感じて過ごさなければなりません。でも、ここでやめるというタイミングをみずから決めたり、このレベル以下の仕事は受けないと決めたりすると、空き時間ができて、自然と創意工夫をしたり、何かに挑戦したりすることができるようになります。

挑戦を続けると、実力は確実に右肩上がりとなりますが、結果や成果は同じように右肩上がりにはなりません。結果や成果は、タイミングがあったときに階段状に上がるものなので、つねに挑戦していかなければならないといえます。

時代は変化していますから、私たちもいつかは変わらなければなりません。にもかかわらず、自分の力で変わっていこうとしないと、ただまわりに振りまわされている感覚になり、幸福度も満足度も低くなります。

そして、変わろうとしない人は、そのまま下降していきます。**自分が行動を起こさないかぎり、その下降をとめることはできません**。ですから、不安も少なくストレスも感じないようにするには、挑戦し、つねに変化していくしかないのです。

では、ストレスはほんとうに悪いものなのでしょうか。

じつは、ストレス指標が高く、**ストレスを感じやすい国民が多い国ほど、なぜか寿命が長く、幸福**だというデータがあります。2005年にアメリカの有名な調査会社ギャラップ社が、全世界で、「あなたは昨日ストレスを感じましたか」と自己採点してもらう調査を行ないました。

その結果、ストレスを感じたという人が多い国、ストレス指標が高い国ほど国民の幸福度も満足度もGDP（国内総生産）も高いうえ、平均寿命も長いということがわかったのです。これを「ストレスパラドックス」といい、実際、日本はストレス指標がかなり高い国ですが、みなさんご存じのように、世界トップクラスの長寿国です。

ストレスは、とらえ方や考え方によって効果が変わってきます。

たとえば、自分は変化しつづけているし、つねに挑戦しているから、難局を迎えても必ず乗り越えられると思っている人の、「変化しつづけることをがんばらなければならない」というストレスと、変化するのが怖くて仕方がない、挑戦するには知識も力も足りないから、自分ではどうにもならないという無力感からくるストレスの、みなさんはどちらを体験したいでしょうか。

どう考えても、自分が挑戦して変わるという、決意によるストレスのほうが身になります。つまり、前に進むための成長になるストレスを探すことが大事です。

不安に関しても、不安を受け入れて、そこに意味を見出す人のほうが、あらゆる点において有利になることがわかっています。

「自分は不安になっていない」と考えるよりも、自分が不安を抱えていて、**心臓がバクバクするほど緊張しているのは「体が自分にエネルギーをつくってくれているんだな」と受け入れて**、プラスの意味に変換できる人のほうが不安に強くなるのです。

不安を感じる人ほど不安に強いということを知らないと、ストレスに押しつぶされてしまいます。不安があるかないかよりも大事なのは、不安をどうとらえるかによって結果が変わるということです。

ストレスは成長促進剤

大事なのは、やりがいの問題です。もちろん、乗り越えられないストレスはしんどいものですが、乗り越えられるストレスは、私たちにやりがいや生きがいを感じさせてくれるので、すべてのストレスがネガティブというわけではありません。

昨日のストレスを今日の力に変え、今日のストレスを明日の力に変えるために、神様は私たちにストレスを与えてくれたのではないでしょうか。

私たちの人生にリスクは無数にあり、なかには、とらなくていいリスクもありますが、あえてとったほうがいいリスクもあります。それと同じで、人生においても、とるべきストレスがあるのです。成長や達成感につながるストレスは、とるべきストレスです。

ストレスがないというのは、味気ないということです。何のスパイスも使われておらず、塩味も甘みも苦みもない料理と同じです。

たとえ1粒で完全な栄養がとれるサプリがあったとしても、私たちはそれだけでは満足できません。なぜなら味わう喜びがないからです。ストレスは人生におけるすばらしいスパイスになり、喜びを与えてくれます。

また、ストレスを感じる人とそうでない人の違いがいくつか見つかっていますが、**ストレスを感じる人ほど自分の人生や生活を有意義なものと考えています**。ストレスを乗り越えることによって、自分の人生には意義があると感じているのです。

つまり、ストレスは、乗り越えることができれば個人の成長をうながす成長促進剤のようなものだと思ったほうがいいのです。ただ、筋トレをしたことがない人が、いきなり

100キログラム、200キログラムのバーベルをもったらケガをするように、いっぺんに強烈なストレスを抱えると心が潰れかねないので、「自分が成長できるレベルぎりぎりまで軽減する」ことが大事です。

一方、アメリカ退役軍人省が、ストレスを避けようとする人がどんな人生を歩むのかについて、カリフォルニア州で成人1000人以上を約10年間、追跡した研究があります。その結果、**ふだんからストレスを避けようとする人ほど、うつになる傾向が強く、人生に対する意義や幸福感も感じづらい**ことがわかりました。

大事なのは、ストレスのネガティブな面だけを軽減するセルフケアの習慣をつけることです。運動や散歩をする、友人や家族と過ごす時間をつくる、ネガティブなことを書く時間をつくる、マッサージや瞑想をするなど、自分にあったストレス対策を、ふだんから習慣化しておきましょう。

少し古い話になりますが、1998年に3万人を対象に1年間の追跡調査をした研究があります。それによると、

「みなさんは最近、強烈なストレスを感じましたか？」

という質問に対して、「Yes」と答えた人は、向こう1年間の死亡率が43パーセントも

高まったことがわかりました。

この結果だけを聞くと、やはりストレスは体に悪いと考えたくなりますが、実際はもう一つ条件があって、ただストレスを感じているだけではなく、「ストレスを感じていて、かつ、そのストレスが自分の体に害をおよぼすだろう」と思っている人は43パーセントも死亡率が高まっていたのです。

つまり、ストレスを強く感じていたとしても、**そのストレスが自分の力になる、あるいは自分の成長につながると考えていた人は、ストレスの害がなかった**ということです。害がないどころか、若干プラスだったのです。

さらに、ストレスがまったくないと答えている人よりも、ストレスを感じているけれど、それは自分にとって成長につながると考えている人のほうが、免疫力が高まり、脳が成長して寿命が長くなっていたといいます。

ストレスに対する考え方だけで、これほど大きな違いが生じるわけです。

そのうえ、**分泌されているストレスホルモンの種類まで違いました**。ストレスが体に悪いと思っている人はコルチゾールが分泌されていましたが、ストレスを自分の成長のために乗り越える試練だと考えている人は、脳を成長させ、免疫力を高めてくれるデヒドロエピアンドロステロンが分泌されていました。これはアンチエイジングの効果もあり、何歳になっても挑戦しつづけたり新しい経験を求めたりする人たちに多い物質です。

不安をモチベーションに変える科学

メンタルが弱い人や不安を抱えがちな人は、失敗することが怖いからやる気が出ず、モチベーションが低いと思われがちです。

でも、じつは、不安な人のほうがむしろ成功しやすく、その不安をモチベーションに変えられることがわかっています。

つまり、不安がどのようなメリットをもたらすのか、科学的根拠をもって理解していると、不安を力に変えて前に進むことができるようになるのです。

不安の使い方は二通りあります。

❶不安が心の中につくるネガティブな強いエネルギーを行動する方向に使う

不安だから準備をする、不安だから練習をする、不安だからいろいろ考えて対策をするというように、不安だから、不安から逃げたいから、というネガティブな感情を行動に結びつけると、大きな力が得られます。

不安というネガティブな感情が、強いモチベーションになっていい行動に結びついた場合、効果が高くなって成功につながるのです。

❷ 不安をフィードバック情報源と考える

不安をエネルギーと考えて行動することが難しい場合は、不安をフィードバック情報源と考えるようにします。

不安を感じやすい人のほうが、危険を察知する能力が高かったり、他人の感情に敏感だったりします。

ですから、**不安を感じたときは、自分の心が何か大切なことや気づいていないことを教えようとしてくれていると考える**と、見逃していることに気づいたり、集中力が高まったりするので、不安を活かすことができます。

ここで、スペインのマラガ大学が行なった、不安に関する研究を紹介します。194人のドイツ人と、270人のドイツ人ジャーナリスト、159人のポーランド人学生を対象に行なった実験で、全員に同じ二つの質問をしました。

●「締め切りがあるという不安は、時間どおりに仕事を終わらせることに対して役に立っていますか？」

●「達成できるかどうかという不安は、一生懸命取り組んだり集中するために役立っていますか？」

つまり、不安をいい感情と結びつけているのか、ただただ自分の仕事などを邪魔するものと考えているのかを質問したわけです。その結果、不安はモチベーションアップに欠かせないと考えている人のほうが、さまざまな面でいい成果を出していることがわかりました。

質問に「Yes」と答えた人のように、**不安を感じたから期限を守ることができたとか、不安を感じたから達成するために集中できたというように、不安をうまく活かす考え方を「不安モチベーション」といいます。**

この不安モチベーション傾向が高い学生ほど、成績がよかったり、不安モチベーション傾向の高いジャーナリストのほうが、仕事への満足度が高かったりしたのです。

しかも、どう不安なのか、不安の種類をきちんと見極められる人のほうが、不安のメリットが大きくなります。

つまり、ぼんやりと不安だと感じている人よりも、何がどのくらい、どのように不安なのか、なぜ不安なのかといったことを細かく描写できる人のほうが、不安のメリットを活かすことができるということです。

不安だと「怖い」、嫌なことが起こると「最悪」というように、感情を表す言葉として一つの単語しか使わない人がいます。

でも、**感情表現のボキャブラリーが減ると、不安によるメリットを活かすことができなくなり、それをコントロールすることもできなくなる**ことも、この研究でわかっています。

また、不安モチベーション以外に知っていてほしいのが、不安をネガティブにとらえるよりも、不安がもたらすメリットを考えたり、不安がなぜ起こるのかを考えたりするほうが、不安を活かすことができるということです。

２０１３年のハーバード大学の論文では、不安を感じているときにリラックスしようとしても意味はないとしています。

不安は自分がやる気になっている証拠であり、自分にとって大事なチャンスであることを、体が理解しているから不安という感情がつくりだされていると考えたほうが、人前で行なうスピーチのできがよくなったという報告もあります。

第5章

人生を変えるマインドフルネス瞑想

不安をたった3秒で鎮める〝メンタルクリアボタン〟

人間の心理はほんとうに不思議なもので、「そんなことで変わるの？」という方法で効果が出たりします。

そうした方法の一つに、スタンフォード大学心理学科の責任者ドン・ジョセフ・ゴーイー氏が見つけた「メンタルクリアボタン」があります。

これは、たった3秒で不安を鎮めてくれるすごいテクニックで、笑ってしまうような方法ですが、**実際にやってみると、ほんとうに3秒、もしくは呼吸3回分程度の時間で効果が表れます**。

もともと、人間の食欲や怒りを3秒でコントロールするというテクニックがあるので、同様に、不安の解消に使える方法もあるのではないかということで開発されたものです。

では、一緒にやっていきましょう。「イメージする」ことが大事です。

①片方の手のひらを出してください。
②手のひらに大きめの「ボタン」がついているとイメージしてください。
③このボタンが脳に直結している（回線がボタンと脳に接続している）ところをイメージしてください。
④手のひらのボタンを見ながら、そのボタンは「押した瞬間にネガティブな感情がとまる命令が出て、とたんに一気に脳がクールダウンするボタン」だとイメージしてください。
⑤ボタンをイメージしたまま、自分の呼吸に意識を向けてください。これだけでも呼吸がリラックスするのがわかります。
⑥呼吸に意識を向けながら、ゆっくりとそのボタンを押してください。押したまま、心の中で3秒数えます。ちなみに、もとの研究では1、2、3と数えていますが、私は逆に3から数えています。
⑦「3」と数えるとそのボタンが赤く光ります。
⑧ゆっくり呼吸し、「2」と数えると、今度はそのボタンが「ピッ」と音を立てて青い色に変わります。
⑨もう1回ゆっくり呼吸し、「1」と数えると、今度はそのボタンが「ピッ」と音を立てて緑

色に変わります。

⑩脳に信号が流れて体がリラックスするところをイメージしてください。

これは瞑想と呼吸法の一種で、自分でカウントしながら、ボタンの色に精神状態を置き去りにしていく感じです。

最初にボタンを押したときには、まだ不安だから赤く光りますが、ゆっくりそのまま呼吸すると青く変わり、最後に緑色に変わるというわけです。

「そんなことでほんとうに不安が消えるの？」と思うかもしれませんが、実際にやってみると意外と落ち着くことが実感できます。

ポイントは、ボタンを押しながら3秒数える

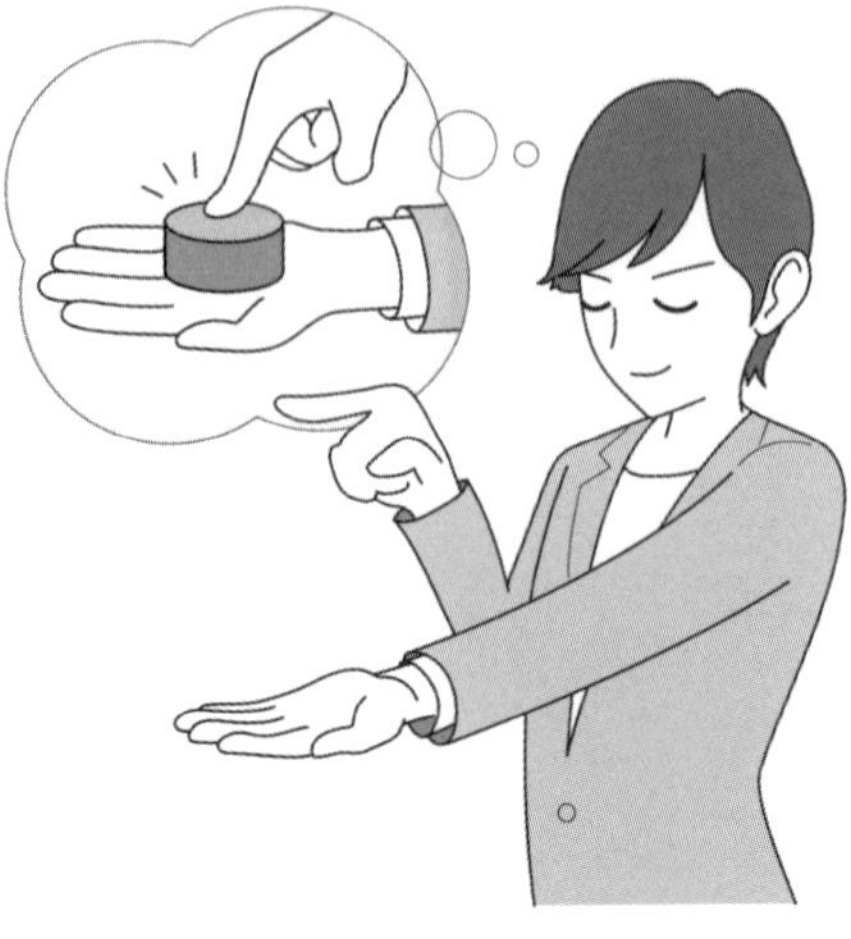

ことです。リラックスするにつれてボタンの色が変わっていくところを想像しながら、呼吸に注目し、しかも数字もカウントしないといけないため、一気に意識がメンタルクリアボタンに向くようになります。

不安は、それにとらわれているとどんどん深くなっていきますから、一瞬でもいいので意識を別の方向に向け、不安から気をそらすことが大事なのです。同様に、怒りや食欲も、いったん気をそらすことができれば、けっこう落ち着くことが研究でわかっています。

気をそらすときに、「不安について考えないようにしよう」としてはいけません。よけいに不安が強くなります。それよりも、違うところに集中することで意外と簡単に意識が別の方向に向き、冷静に不安と向き合えるようになるのです。

心理学的には、不安を感じているときは「原始脳」（爬《は》虫類《ちゅうるい》脳）といわれる部分が活性化していますが、**イメージと数字のカウントという、理性を働かせないとできない行動によって前頭葉が起動し、ネガティブな感情を追い出せるという理屈です。**

これは、イメージトレーニングと呼吸法をあわせたうまいテクニックだと思います。いかに上手にネガティブな感情から全力で注意をそらすかが重要なので、メンタルクリアボタンはとても効果があります。

慣れてくると、ほんとうにボタンがあるように感じて全力で押せるようになりますが、もしボタンをイメージするのが難しければ、数字を１００から７ずつ引いて数えていくという方法もおすすめです。

頭を使わなければならないことを一定時間行ない、いったん不安から距離をおいて、冷静にその不安を処理できる状態になることが大切です。

私も、これまで新しいことに挑戦するときに、こっそりメンタルクリアボタンを使っていました。みなさんもぜひ、使ってみてください。

お坊さんとサイコパスの意外な共通点とは?

過去への後悔と未来への不安が、いちばん高まる時間帯があります。それが夜です。夜に考えごとをすると、未来に対する不安が消えなくなるか、過去への後悔にさいなまれるかのどちらかになります。

これらの感情をどうやってなくしていくかが、幸せになるためのポイントといえます。

こうした後悔や不安が少ない人は存在するのか、存在するとしたらどのような人たちなのかを調べた研究があります。その結果、**2種類の人間が、過去への後悔と未来の不安が少ない**ことがわかりました。

一つが仏教の僧侶、お坊さんたちです。そして、もう一つは、なんとサイコパスです。

ちょっとビックリする話ですが、じつは、お坊さんとサイコパスの脳にはいくつか共通点があります。そのなかでいちばん大きな、そして**私たちが学ぶべき共通点は、「いま、ここ」というもの**です。つまり、「いま、目の前の自分に集中している状態」です。

どちらの脳も、目の前のことに集中しているので、「いま、ここに生きている」という考え方が非常に強いのです。過去への後悔や未来への不安で、目の前のことに集中できなくなったりしません。

とはいえ、もちろん、みなさんは出家して僧侶になる必要はありませんし、サイコパスになって人の心を踏みにじる必要もありません。

では、どうすればいいのでしょうか。僧侶とサイコパスの脳の共通点について、もう少し説明しましょう。

両者の脳を調べると、前頭葉前半部の働きが似ています。サイコパスの脳は大脳の機能の偏《かたよ》りが少ないので、ポジティブ感情の増加、不安感の減少、集中力の増加、そして報酬思考が強くなります。報酬思考というのは、「ごほうびを求める思考」です。サイコパスが合理主義者と見なされるのは、成果に対して貪欲だからです。

これらは、いずれもメンタリティが強くなったときに起こる現象です。

一方、ある調査によると、深い瞑想状態に入ることができるようになったお坊さんにも同じような特徴が確認されています。修行によって、不安感が減少したり集中力が増加したりするのはわかりますが、報酬思考という傾向もついてくるのは驚きです。

僧侶もサイコパスも、過去への後悔や未来への不安にとらわれることなく、高い集中力とポジティブな思考によって目の前のことに一生懸命に集中できるので、報酬や成果志向型になるのです。

つまり、マインドフルネスの状態にあるといえます。いま、目の前のことに集中する能力を鍛えることができれば、プレッシャーに強くなり、よけいな不安も減っていきます。

このような、サイコパスがもっている役に立つ思考を「ファンクショナル・サイコパス」といいます。ファンクショナルというのは「機能的」という意味で、サイコパスのいい側面を表した言葉です。

こうした研究がいま進んでいて、たとえば、ニューヨーク大学の研究者がこのテーマに取り組んでいます。それによると、社会にうまく適応していくサイコパスはファンクショナル・サイコパスで、ヒーローや時代を変えるような職業についているケースがけっこう多いことがわかっています。

具体的には、法律関係者や軍隊のリーダー、レスキュー隊、時代を大きく変える経営者などがあげられます。不安や恐怖心が少ないため、犯罪などまちがった方向に進まなければ、社会的に成功する可能性が高いということです。

私たちがサイコパスになる必要はありませんが、その成功の理由を突きとめて同じような行動をとれば、成功を手に入れることができるといえます。

「過去への後悔」と「未来への不安」をなくす三つの方法

イギリスのオックスフォード大学実験心理学部のケヴィン・ダットン教授の研究から、みなさんがファンクショナル・サイコパスを手に入れて、過去への後悔も未来に対する不安もなく、夢を追い、目の前のことに集中できるようになる方法を三つ紹介します。

❶ポジティブな感情に集中する

ポジティブな感情に集中して、ただただ行動に移していく、つまりポジティブシンキングではなく、ポジティブ行動思考になるということです。

ダットン教授の研究に、経頭蓋《けいとうがい》磁気刺激法（TMS）を使うものがあります。強力な磁場の変化を利用し、脳の各部位の働きを最小限の期間とめて機能を調べる方法で、脳への障害はありません。

TMSを使って扁桃体《へんとうたい》をとめると、一時的に恐怖心や不安感が薄れてサイコパスと同様の状態をつくることができます。過去への後悔も未来への不安もなく、自信満々になって、挑戦意欲に満ちあふれるようになるのです。

みなさんも、テンションが上がっているときに、「自分は何でもできる！」という気持ちになることがあると思います。そこでポイントになるのが、ポジティブな感情に目を向けるだけでなく、ポジティブな感情を感じた瞬間に、すぐ行動することです。

サイコパスたちはせっかちです。なぜかというと、**自分たちの内に生じたポジティブな感情に賞味期限があることがわかっていて、思い立ったらすぐに行動しないと形にならないと知っている**からです。

つまり、「よけいなことを考える前に行動するクセをつけよう」というのが、サイコパスから学ぶテクニックです。ちなみに、「不安や恐怖をありのままに受けとめて、目の前の行動につなげましょう」ということは、お坊さんもよく言っています。

❷ 瞑想をする

いまからサイコパスになるのは無理なので、目の前のことに集中する練習をしましょう。つまり、1日に5分とか10分でもいいので、初歩的な瞑想の訓練を行ないます。

多くの人は、過去への後悔や未来への不安から目をそらそうとしますが、**考えないようにしようとすればするほど、そのことにとらわれます**。

では、どうすればいいのでしょうか。違うことを考えればいいのです。

よく、「いまに集中するために、過去への後悔と未来への不安を捨てましょう」と言いますが、これはまちがいです。**いまに集中する能力を高めれば、自然とそれ以外のことが気にならなくなる**のです。

没頭する力をつけるうえで、いちばんいいのは瞑想です。禅寺で修行しているお坊さんのレベルまでやる必要はありませんが、瞑想のトレーニングを行なうと、扁桃体の働きをコントロールできる状態にもっていけます。
ぜひ、瞑想で没頭力を鍛えましょう。

❸ 感情と行動を分離する

三つめのポイントはすごく大事で、私がいちばんサイコパスから学んだことかもしれません。それは、「感情と行動を分離する」ということです。

お坊さんの場合、たとえば「お腹が空いた」という感情と、「食べる」という行動は別物だと考える、という教えがあります。

私たちは、**「お腹がすいたから食べている」というように、一つのこととして考えていますが、「お腹が空いた」というのは感情であり、「食べる」という行動を決めるのは自分自身です**。つまり、感情と行動は切り離せると考えることができます。

おもしろいことに、サイコパスの場合、これが最初からできているのです。

「内なるサイコパス」をつくろう

私たちの人生における問題には、ほとんどの場合、感情が絡んできます。感情というのは、コントロールする術《すべ》を身につけることができればチャンスにつなげられますが、コントロールする術を身につけられないと人生を台無しにすることがあります。

感情と行動を切り離して考え、上手にマネジメントすることができれば、過去の後悔に振りまわされたり、未来への不安にとらわれて新しい挑戦ができなくなったりすることはありません。新しいことに目を向け、自分の価値を過小評価することなく行動できるようになるのです。

これは認知行動療法などでも使われているテクニックで、どちらかというと、感情よりも行動にフォーカスするほうがいいといえます。感情を実況中継し、自分の行動を再定義するようにしてみてください。

よく、サイコパスは他人の感情を踏みにじるといわれますが、じつは自分の感情も踏みにじれます。つまり、**自分の感情に左右されず、非常に客観的**だということです。

ここがサイコパスのすごいところで、メチャクチャ怒っているように見えても、ほんとうはまったく怒っていない可能性があります。怒ったほうが得をすると思ったら、彼らは怒ります。普通の人たちとは価値判断の基準が違うため、一歩引いたところから物事を眺めて、感情と行動を切り離すことができるのです。

このように、感情と行動の切り離しができるかどうかはとても大事です。

たとえば、難しい仕事や、つらい仕事でストレスを抱えたときに、「いまのネガティブな感情が消えたとしたら、自分はどう行動するだろうか」と考えてみてください。

あるいは、親や友達などの意見ばかりが気になって行動できないときに、**自分がサイコパスのように他人の目をいっさい気にしない人間だったら、どのように行動するだろうか、とイメージしてみる**のです。

そうすると、「いますぐ会社を辞めて独立するだろうな」などと考えられるわけです。

私も、

「この仕事がなくても生きていけるとしたら、自分は何をしているかな?」

と考えます。

そうすると新しいアイデアが湧いてきて、「じゃあ、なぜ、いまそれをやらないの?」という発想が出てきます。

それに対して、「だって、それで生きていけるかどうかわからないし、怖いな」と思ったら、「もしその怖さを感じなかったら、どうするの?」と自分に質問してみるのです。

当然、私は、「それだったら、まちがいなくチャレンジするよ」と答えます。そうしたら、「じゃあ、やれば」となる。いわば、「内なるサイコパス」をつくるわけです。

●自分のいまの行動をとめているような感情がなくなったらどう思うか
●他人の目が気にならなくなったらどうなるか
●いま目の前にあることがどうでもいいことになっているとしたら、どう考えるか

この三つを考えると、サイコパスに似た行動がとれるようになります。

やる気がなくなったとき、あるいは目の前のことやリスクに挑戦するのが怖くなったときには、このように考えるといいでしょう。

感情に左右されなければ、そこが極楽になる

マインドフルネスという非常に難しい概念をわかりやすく（といっても、理解するためには5、6回読まなければなりませんでしたが）説明している『スタンフォード大学 マインドフルネ

ス教室』(スティーヴン・マーフィ重松著、坂井純子訳、講談社)という本があります。

この本のなかに、あるお侍《さむらい》さんの話が出てきます。


ある侍が極楽と地獄について説明してみるようにと、禅僧に挑んだ(略)。しかし、それにたいしてこの禅僧は蔑《さげす》むようにこう答えた。「お前はまったくの愚か者だ。お前のような者に時間をムダにすることはできぬ!」

激怒した侍は、鞘《さや》から刀を抜くとこう怒鳴った。「無礼者、死にたいか!」

すると禅僧は穏やかに答えた。「それが地獄です」

侍は自分を捉えた激しい怒りの指摘のなかに、真実を見て驚いた。気持ちが静まって刀を鞘に納めると、侍はお辞儀をして、新たな洞察にたいする礼を言った。

「そして、それこそが」と禅僧は言った。「極楽です」


禅のお坊さんは、何を言いたかったのでしょうか。

ありもしない感情に振りまわされたり、自分のなかに湧き起こる感情にいちいち価値判断を下したりすることによって、自分がやるべきことができなくなる、感情に左右されて人生を無駄にすることが地獄なんですよ、ということです。

逆に、感情に左右されることなく心を平静に保ち、自分はほんとうは何をしたいのだろうか、自分の本質は何なのだろうか、自分の人生に意味をもたせるにはどうすればいいのかといった、本質的なものと向き合えているのが極楽だという話です。

つまり、他人の評価や意見、感情といったものにとらわれずに、自分の本質をありのままに見つめ、迷うことなく人生を全《まっと》うするというのがマインドフルネスなのです。

感情に左右されないようにするというのがすごく大事なところで、それによってどんないいことが起こるかというと、reflection in action（行動のなかの反応）ができるようになるのです。

つまり、自分が行動しているときに、自分が何をしているのかに対する気づきが起こり、客観的に自分を見られるようになって、いまベストな行動は何か、自分がとるべき行動は何かをつねに冷静に見ながら行動できるようになるということです。

自分が何をしているのかに気づくと、客観的に自分を見つめ、感情に振りまわされることなく、ベストな選択や行動をとりながら、本質を見ながら生きられるようになります。

だからこそ、マインドフルネスが大事なのです。

感情に左右されないというのは、感情を抑えるということではありません。感情はあります。怒りの感情はあるけれども、怒りにまかせて行動する必要はないということです。嫌なことがあって、自分がイラッとしたとします、そのときに、いま自分は何をしているかを、まず考えるわけです。

たとえば、上司から不当な扱いを受け、自分はいま怒りを感じているんだなと気づいたら、**その怒りがいいとか悪いとか価値判断をするのではなく、いまどういうことが起こっているかを客観的に観察する**のです。

こうすることで、無理に感情を抑えることなく、その怒りを相手にぶつける必要はないと思えるようになるのです。

脳を鍛えるマインドフルネス瞑想のコツ

さて、マインドフルネスを強化するためのマインドフルネス瞑想について説明しましょう。瞑想というと、あやしい人たちがやっているイメージがありますが、そんなことはありません。瞑想は、自分を観察するテクニックなのです。

ポイントは、基本的に、「姿勢」「呼吸」「注意のコントロール」の三つだけです。

❶ 姿勢を正す

まず、お腹をちょっと突き出すくらいのイメージで姿勢をよくします。

姿勢をよくすると横隔膜《おうかくまく》が大きく動くようになるので、脳の前頭葉にたくさん酸素がまわって集中力が高まったり、瞑想の効果が高まったりするといわれています。ただ、腰が悪い人はあまり無理をしないようにしてください。

❷ ゆっくり呼吸をする

姿勢を正したら、次に、ゆっくり呼吸をすることを意識します。

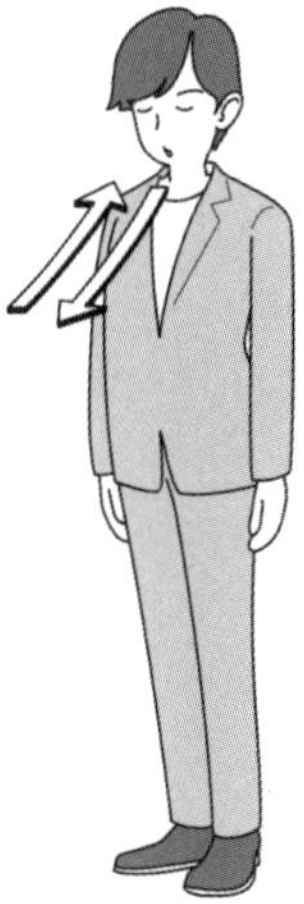

心理学的には、1分間に4〜6回に回数を落とすといいといわれますので、1回の呼吸に10秒間以上かけてゆっくり呼吸するようにします。

呼吸のコツは、吸う時間を短くすることです。人間は吐いている時間を長くするほうが楽なので、10秒間であれば、4秒間かけて吸って6秒間かけて吐く感じにすると呼吸がしやすくなります。

❸ 注意のコントロール

よく、「無になる」と言う人がいますが、これはかなり難しいので、何か一つのことに集中するようにしましょう。

私は基本的に、呼吸に集中することをおすすめしています。

たとえば、冷房の音が気になるとか、今日の晩ご飯をどうしようかなどとよけいなことに注意がそれたら、呼吸に集中することが大事です。

よく、注意がそれすぎて瞑想の効果が出ている感じがしないという人がいますが、**科学的にいえば筋トレと同じで、注意がそれて、それを戻すときに脳が鍛えられるので、それればそれるほど効果は高くなります。**めげずに続けましょう。

最初は3分間くらいでいいので、背筋を伸ばして、できれば目を閉じます。目を開けている場合は、壁のシミでも何でもいいので一点を見つめてください。それから4秒間かけて吸って、6秒間かけてゆっくり吐く呼吸を繰り返します。

このとき、基本的には、**肺に空気が入っていく感覚などに意識を向ける**のですが、それが**難しい場合は呼吸をカウントします**。

吸うときに1、2、3、4とカウントし、吐くときに1、2、3、4、5、6とカウントするのです。ただ、慣れてきたら、カウントしないほうが呼吸に集中できるので、瞑想の効果が高まります。

マインドフルネス瞑想の効果を爆上げする方法

マインドフルネス瞑想の効果を上げるポイントは、続けるということです。

瞑想というのは、最初はあまり実感が湧かないのですが、やればやるほど効果が出てきます。こうした効果は階段のように積み上がっていくのではなく、1回目は1の効果しかなかったけれども、2回目は2の効果、3回目は3の効果というように、**やればやるほど**

1回当たりの効果量が増えていきます。

これについては、プレッシャーに潰されないタフなメンタルが必要な100人のアメリカンフットボールの選手を対象に行なわれた、アメリカのマイアミ大学の実験があります。

アメフトの選手というアスリートを選んだのは、激しいプレッシャーがかかるので、目の前のことに集中するのが得意なのではないか、とすると、集中力を上げたりメンタルを強くしたりする作用を鍛えるマインドフルネスの効果がわかりやすいのではないか、という理由からです。

実験では、参加者を二つのグループに分けて、マインドフルネストレーニングを4週間行なってもらいました。

- 自分の呼吸に注目するマインドフルネス瞑想と、自分の体の感覚を実況中継するボディスキャンをするグループ
- 筋弛緩法《きんしかん》のように体の筋肉をリラックスさせるためのリラクゼーショントレーニングをするグループ

瞑想する時間は、4週間で合計9時間くらいです。週に1回、45分間の瞑想に関する座学、週に4回、1回12分間の瞑想のセッションを行ない、あとは自宅で自由にやってもらいました。

瞑想の時間自体は決して長くはありません。

この実験のおもしろいところは、アメフトの選手たちが1年のなかでもっとも緊張が高まり、トレーニングも厳しくなる、シーズン開始直前を選んでいることです。ハードなトレーニングによってプレッシャーが高まる時期をあえて選んだのです。

心と体はつながっているため、こういうときに何が起こるかというと、体が疲れることでメンタルも疲弊《ひへい》します。誘惑にも弱くなるし、メンタルも病みやすくなるので、より効果がわかりやすいと思われる時期を選んだわけです。

こうして4週間後に全員の注意力と幸福度をチェックしたところ、どちらのグループも注意力と幸福度の低下が起こっていました。

トレーニングがハードな時期なので、マインドフルネス瞑想やリラクゼーショントレーニングを行なっても、効果がそれほど得られなかったのです。

それでも唯一、注意力が上がっている選手がいました。それは、まじめにマインドフルネス瞑想を続けていた人たちです。

幸福度に関しては、どちらも同じくらいのレベルでしたが、プレッシャーがかかっているときにミスをしたり、本番でミスをしたりしやすい人は、まじめにマインドフルネス瞑想を続ければ、注意力に関しては取り戻せることがわかったのです。

つまり、最初は、マインドフルネス瞑想もリラクゼーションも同じような効果しか得られませんが、**マインドフルネス瞑想はやればやるほどその効果の上げ幅が大きくなるので、たった4週間でもまじめに続けることで効果が大きくなった**といえます。

さらに続ければ、効果はもっと大きくなり、いいメンタルトレーニングになると思われます。

ただ、瞑想は1日に何時間もする必要はなく、1日10～20分間くらいで十分です。地道にコツコツと続けるほうが大事なのです。生まれつきのメンタルの強さにかかわらず、瞑想を地道にまじめに続けることでタフなメンタルを得られることが、この実験でわかったわけです。

まず、**1日10分間くらいから始めて、最終的に20分間くらいできるようになれば最高**です。10分間でもきつい場合があるなら、ふだんのときと忙しいときの、二つの時間パターンをつくるといいでしょう。

できれば10分間、**忙しくてどうしても無理なときは3分間だけでもOK、というようにすると続けやすい**と思います。

大事なのは、挫折した感覚をつくらずに続けられるようにすることです。

そのほか、タスクを切り替えるときに1分間だけやるというのもおすすめです。タイマーで時間を計るのは面倒なので、呼吸の回数で計算しましょう。

自分の呼吸が1回12秒なら、5回で1分ですから、**勉強や仕事が終わってコーヒーを飲む瞬間に、5回の呼吸分だけ瞑想にあてる**のです。

これだけでも瞑想の時間をかなりつくれますから、ぜひ試してみてください。

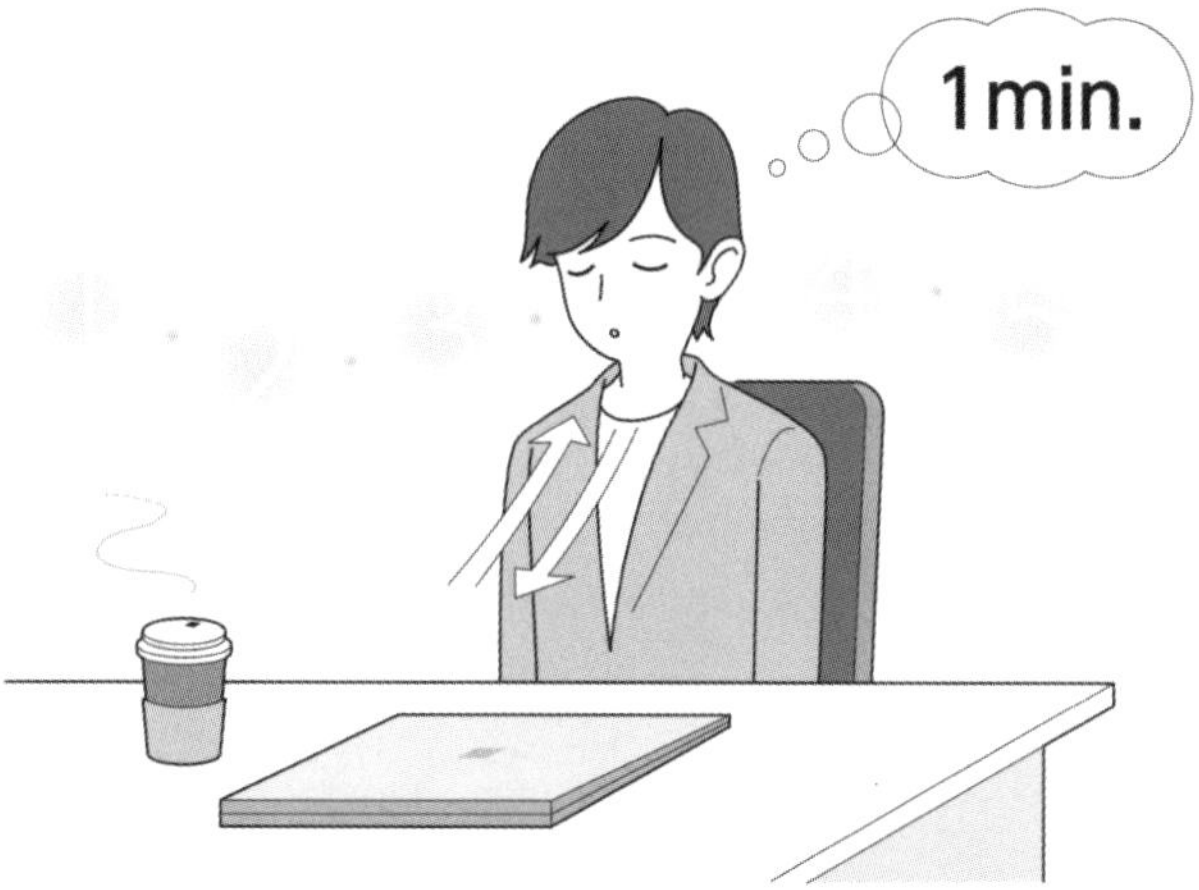

瞑想が苦手な人におすすめの歩行瞑想

普通の瞑想が苦手だという人でも、簡単に始めることができるのが歩行瞑想です。

私も毎日、歩行瞑想を行なっています。通常の歩行瞑想と、科学的に正しいといわれている、ストレスを軽減してくれる動きをいくつか組み合わせて、朝の習慣にしています。

朝、30分間から1時間取り組むだけで、集中力がきわめて上がり、記憶力やメンタルをコントロールする能力だけでなく、自己コントロール能力まで高まるので、一石何鳥にもなっています。ちなみに、私は歩行瞑想を始めてから、年収が8・1倍くらいになりました（もちろん、歩行瞑想以外にも要因はありますが）。

歩行瞑想は、その名のとおり、歩きながら行なう瞑想で、基本的には、歩くことに全力で集中するというものです。その歴史は2000年以上といわれ、普通の瞑想と比べてもなんら遜色《そんしょく》のない効果があることが科学的に証明されています。

普通の瞑想では、呼吸に集中するようにいわれますが、ふだん、呼吸自体は無意識でしているため、どう集中すればいいのかわからないという人が多いと思います。

また、足を組んで瞑想をしようとしても、足がしびれて10分以上はできないという人もいるでしょう。実際、1時間座って瞑想できる私でも、やはり終わったあとは立てなくなったりします。

じつは、**人間は座っている時間が長くなると寿命が縮み、メンタルにもよくない**ことが研究によってわかっています。

ということは、瞑想する時間を増やして座っている時間が伸びると意味がないのではないか、私はそう考えて、歩行瞑想を行なうことにしたのです。

では、歩行瞑想の方法を簡単に説明しましょう。呼吸はとくに意識する必要はありませんから、リラックスしていつもどおりに行なってください。

①（右足から前に出すのであれば）右足が地面から離れる感覚に集中します。
②右足が少しずつ前に出る感覚に集中します。
③右足が地面に向かって下がる感覚に集中します。
④右足がつま先（や踵《かかと》）から地面についていく感覚に集中します。
⑤左足も同様に行ないます。

両足とも、この「地面から離れる・前に出る・下がる・地面につく」の四つの感覚に集中することが大事です。

最初はゆっくりで問題ありません。むしろ**慣れるまでは、足の裏の感覚にしっかり集中しながらスローモーションで行なうくらいでいい**のです。

慣れてきたら、スムーズに、けっこうなスピードでできるようになりますが、逆に、超ゆっくりやってみたり、小指から順番に地面にふれていくなど、動作を細かくしたりするのもおすすめです。

最初は5分間くらいから始めて、20分間くらいできるようになるのをめざしましょう。

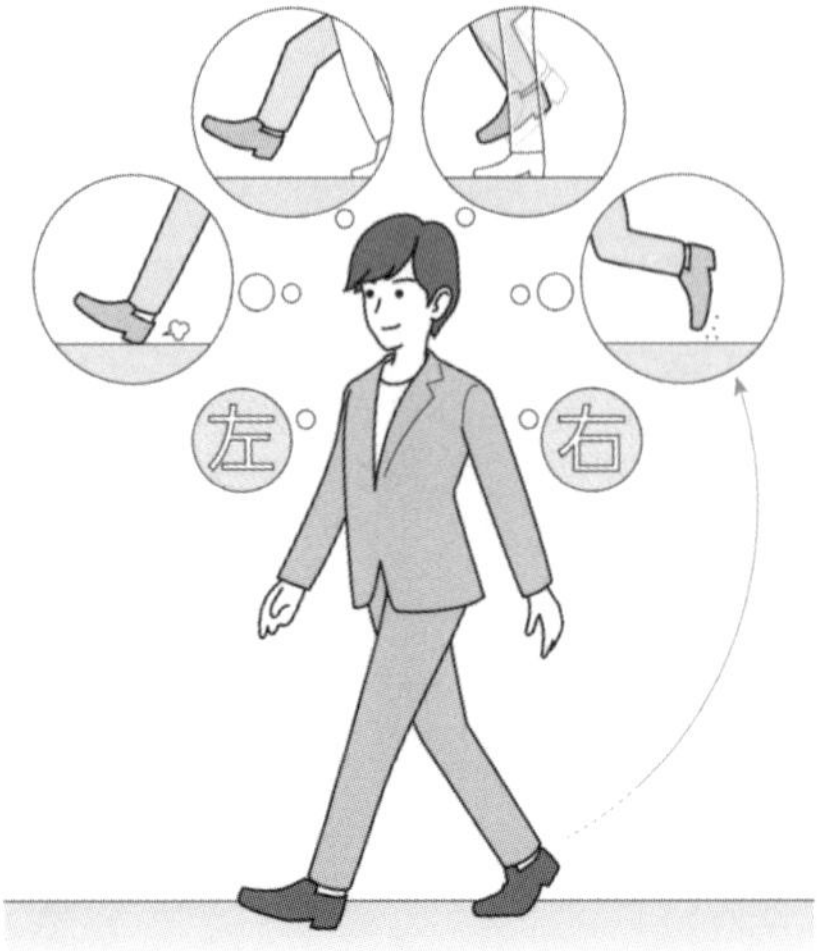

また、歩行というと、外で行なうもののように思われるかもしれませんが、屋内でもかまいません。

タイなどのお寺で、お坊さんたちが鐘のようなものを鳴らしながらゆっくり歩いていますが、もともと歩行瞑想は、道場やお寺のなかでするものなのです。部屋のなかで5歩から10歩くらい歩いて折り返す感じで十分ですから、狭い部屋でも大丈夫です。

ゆっくり歩くだけなので、通勤中でも散歩しながらでもできますが、周囲から不審な目で見られたり、迷惑になったりすることもあるため、超ゆっくりの実践は部屋のなかで行なうようにしましょう。

理想的なのは、一歩前に出るのに10〜15秒かけることですが、日々の生活ではちょっと難しいので、普通に歩いているときに、

「右足が離れた、右足がついた、左足が離れた、左足がついた……」

と簡略化してもかまいません。

私たちは、日常、歩くことに集中することはあまりありませんから、これだけでもかなり効果があります。

もともと瞑想というのは、注意力を自在にコントロールできるようになることが目的で

す。普通の瞑想なら、自分の呼吸に集中し、呼吸以外のところに注意がそれたと感じたら、それを自分の力で戻すことがポイントです。

注意がほかのものにそれないようにするのではなく、注意がほかにそれても戻すことができるようになることが、瞑想の目的なのです。

瞑想に慣れていない人ほど、注意がそれることが多いので、それを戻すタイミングも多くなります。

そのぶん、初心者のほうが瞑想の効果が出やすいといわれています。ただ、たくさん本を読んだら読む本がなくなるのと同じで、注意がそれなくなったら瞑想の意味がないことになります。

ところが、歩行瞑想は注意がそれまくりになります。最初は右足に集中しているのに、右足が地面についた瞬間に、すぐに左足に注意が移動し、左足が地面についた瞬間に、今度は右足に移動しなければなりません。

自分で集中力をいったりきたりさせながらコントロールするので、私は、**呼吸に注意を集中する普通の瞑想よりも、注意をコントロールするという点で歩行瞑想のほうが優秀ではないか**と思っています。

コツは自分で試してつかむ

マインドフルネスや瞑想のテクニックにはいろいろな種類があり、取り組んでいる方から、

「難しくて、できているという実感がなかなかなかもてません。何かコツはありませんか？」

と聞かれることがあります。

じつは、私もうまくいかなかった経験があります。瞑想実践者の本や解説書は、科学的なところは間違っていなくても、書かれていることがさまざまで、あまりピンとこないものもあるからです。

ですから、みなさんもすぐにあきらめずに、自分にあうものをいろいろ試してみるといいと思います。

私が試したのは〝観察〟です。たとえば、川の流れを見ているとき、私たちはその川の流れを止めようとしたりせず、ただたんにぼんやりと眺めているだけです。それと同じで、

「外から見る感覚をもちましょう」

と書かれているのを読んだときに、ピンときたのです。

そして、自分の心はどう動いているかなどにとらわれず、ただたんに、自分の心をぼんやり見るという観察をしました。

それによって、よけいな判断をせずに、ありのままの自分の心に気づくことができるようになったのです。

これは、スポーツでも同じです。

たとえば、「膝をまっすぐ伸ばして上半身でバランスをとるといいんだよ」と言われたときに、

「上半身を意識するんじゃなくて、背筋を伸ばして、足裏の感覚に集中してみようかな」とか、

「ちょっと上半身を後ろに反らせて胸を張るようにすると、どうなんだろうか」

などと、自分で工夫していろいろとポジションを変え、ベストポジションを見つけていくことがあると思います。

瞑想でも、自分なりにちょっとずつ変えたり工夫したりしていくと、いずれコツがつかめると思います。コツは、教えてもらってつかむものではなくて、自分で試してつかんで

いくものなのです。

呼吸に意識を向けられない場合には

呼吸を意識し、コントロールしようとすると、だんだん普通の呼吸の仕方までわからなくなって、息が苦しくなるという方がいます。

私はよく、「4秒かけてスゥ〜ッと吸って、8秒かけてハァ〜〜ッと吐いてください」と伝えていますが、厳密にカウントする必要はありません。最終的には、カウントをやめたほうがいいのです。

なぜかというと、呼吸を自分でコントロールすることよりも、**呼吸している自分の体を、「他人の肺が動いている」「他人が呼吸している」と眺めるイメージ**が大切だからです。

私も最初は、自分の呼吸をコントロールしようとしがちでした。でも、がんばりすぎてうまくいかなくなり、猫の前に座って瞑想をしたことがあります。

何をしたかというと、猫の呼吸を見て、猫の呼吸に集中しました。猫のお腹が膨らんで縮むことを繰り返していることに集中し、自分の呼吸を無視して、猫の呼吸を眺めたのです。これだけでもリラックス効果や瞑想効果が得られました。

重要なのは、自分の体をコントロールしようとするのではなく、「**自分を外から眺めるだけ。息が自然に入っていって、自然に出ていく。これを眺める**」ということです。

難しくてなかなかうまくできないという人は、猫の呼吸を眺める方法もぜひ試してみてください。

ストレスやトラウマにいちばん効く運動

ここまで、メンタルを落ち着かせるためのいくつかの呼吸法を紹介しました。最後に、ストレスやトラウマにいちばん効く運動にもふれておきましょう。

それは、ヨガです。

体力の向上や疲れにくい体をつくるという点ではあまり効果がありませんが、心臓の病気に関するリスクが減ったり、メタボが改善したりするなど、ヨガが体にいいことは昔からいわれてきました。

さらに近年、マインドフルネス的な要素によって、ヨガがメンタルを鍛えてくれると考えられているのです。

ドイツのデュースブルク・エッセン大学では、過去の研究から信頼性の高いものを集めたRCT（ランダム化比較試験）のメタ分析により、トラウマの改善に対しても効果があるのではないかという研究を行ないました。メタ分析としてはサンプル数が280くらいと少ないですが、私は信頼性はわりと高いと思っています。

普通にヨガを行なった場合と何も行なわなかった場合、ヨガを行なった場合と認知行動療法（メンタルケア）を行なった場合で比較し、どれがもっともトラウマを改善してくれるのかを調べたのです。

その結果、認知行動療法に比べると若干劣りますが、ヨガはPTSD（心的外傷後ストレス障害）やトラウマといったストレスに対して、とても効果があることがわかりました。

認知行動療法は、みなさん、なかなか取り組むのが難しいと思います。でも、ヨガならわりと簡単にできますし、**トラウマの改善だけでなく、日常のストレス対策としても使えるの**ではないでしょうか。

ストレスを発散したいとか、穏やかに生きていきたいという人は、1日に15〜20分間くらいでいいので、生活にヨガを取り入れてみてください。

いまは、YouTubeで検索すれば、いろいろな先生が教えてくれていますから、わざわざヨガのスタジオに通う必要もなく、気軽に始められます。ただ、ホットヨガは体力の消《しょう》耗《もう》が激しいので、自信がない人は気をつけたほうがいいでしょう。

また、2013年に行なわれた別のメタ分析でも、ヨガにはうつを和らげる効果があることがわかっています。手軽なストレス解消法として実践してみる価値は、大いにあると思います。

軽めのヨガのやり方を本で学びたい方には、心理学者で、日本でもベストセラーとなった『スタンフォードの自分を変える教室』の著者ケリー・マクゴニガルによる『ケリー・マクゴニガルの痛みを癒すヨーガ』（駒野宏人監修、瓜本美穂訳、ガイアブックス）がおすすめです。

この本は、痛みやストレスの緩和に関してどのようにヨガを使うかということまで解説してくれていますから、ストレスだけでなく、慢性的な痛みに悩んでいる方にも役に立つと思います。

じつは、**なかなか治らない慢性痛、肩こりや腰痛は、そこにトラブルが起きているわけ**

ではなく、脳の問題である場合がけっこう多いのです。たとえば、デスクワークが多すぎて体を動かせずにいると、脳は「この筋肉は異常があって動かせなくなっているのではないか」と勘違いし、痛みをつくるわけです。

鍼《はり》やマッサージに行ってもなかなか肩こりや腰痛などが改善しない人は、ぜひ、ヨガを試してみてください。

【著者略歴】

メンタリストDaiGo（めんたりすと・だいご）

慶應義塾大学理工学部物理情報工学科卒。人の心を作ることに興味を持ち、人工知能記憶材料系マテリアルサイエンスを研究。イギリス発祥のメンタリズムを日本のメディアに初めて紹介し、日本唯一のメンタリストとしてTV番組に出演。その後、活動をビジネスやアカデミックな方向へ転換、企業のビジネスアドバイザーやプロダクト開発、作家、大学教授として活動。趣味は1日10〜20冊程度の読書、猫と遊ぶこと、ニコニコ動画、ジム通いなど。

ビジネスや話術から、恋愛や子育てまで幅広いジャンルで人間心理をテーマにした著書は累計330万部を超える。

主な著書に『ムダに悩まない理想の自分になれる 超客観力』（repicbook）、『知識を操る超読書術』（かんき出版）、『「好き」を「お金」に変える心理学』『最高のパフォーマンスを実現する超健康法』（以上、PHP研究所）、『ワンコイン心理術』『ワンフレーズ心理テクニック』（以上、PHP文庫）などがある。

● YouTube「メンタリストDaiGoの心理分析してきた」
<https://www.youtube.com/user/mentalistdaigo>

自分を操り、不安をなくす 究極のマインドフルネス

2020年9月1日　第1版第1刷発行
2020年10月1日　第1版第2刷発行

著　者　メンタリストDaiGo
発行者　後藤淳一
発行所　株式会社PHP研究所
東京本部　〒135-8137　江東区豊洲5-6-52
第一制作部人文社会課　☎03-3520-9615（編集）
普及部　☎03-3520-9630（販売）
京都本部　〒601-8411　京都市南区西九条北ノ内町11
PHP INTERFACE　https://www.php.co.jp/
組　版　月岡廣吉郎
印刷所
製本所　図書印刷株式会社

ISBN978-4-569-84734-4

PHPの本

最高のパフォーマンスを実現する超健康法

メンタリストDaiGo 著

体が整えば、心も整う。メンタルを強くする心理学とは？　本人が日々実践する最新の情報を集めた、メンタリストDaiGo初の健康法。

定価　本体一、四〇〇円（税別）